护理专业双元育人教材

外科护理学实用技术

SURGICAL NURSING SKILLS AND TECHNIQUES

主　编　任洁娜
副主编　蒲　莹　吉　思　王　琴　张　韵　贺鲜娇
编　者（按姓氏拼音排序）

陈艳芳（广西中医药大学高等职业技术学院、广西中医学校）
丁　萍（南宁重阳护理院）
方金菊（南宁市第二人民医院）
贺鲜娇（广西医科大学附属肿瘤医院）
黄子民（广西中医药大学高等职业技术学院、广西中医学校）
吉　思（广西中医药大学高等职业技术学院、广西中医学校）
梁慧玲（广西中医药大学高等职业技术学院、广西中医学校）
廖翠明（广西中医药大学附属国际壮医医院）
廖喜琳（广西中医药大学高等职业技术学院、广西中医学校）
刘　红（广西医科大学附属肿瘤医院）
刘　蔚（广西中医药大学高等职业技术学院、广西中医学校）
刘　盈（广西中医药大学高等职业技术学院、广西中医学校）
卢小菊（广西中医药大学高等职业技术学院、广西中医学校）
农青芳（南宁重阳护理院）
欧阳明月（南宁市第二人民医院）
蒲　莹（广西中医药大学高等职业技术学院、广西中医学校）
任洁娜（广西中医药大学高等职业技术学院、广西中医学校）
涂惠琼（广西中医药大学附属瑞康医院）
王　琴（广西中医药大学高等职业技术学院、广西中医学校）
韦群梅（广西中医药大学附属国际壮医医院）
吴卫群（广西中医药大学高等职业技术学院、广西中医学校）
徐　航（广西中医药大学高等职业技术学院、广西中医学校）
阳绿清（广西中医药大学高等职业技术学院、广西中医学校）
杨颖蕾（广西中医药大学高等职业技术学院、广西中医学校）
张　韵（广西中医药大学高等职业技术学院、广西中医学校）
卓雪飘（广西医科大学附属肿瘤医院）

復旦大學出版社

内容提要

本教材由多位在大型综合医院的外科临床工作的护理专家及高等、中等职业院校的护理专业教师编撰而成。他们依据多年临床实践经验，总结归纳外科临床护理工作中的常见问题，并结合当前外科护理学发展的要求及一线外科护理工作实际编写。本书从临床护理实践需求出发，以外科临床护理工作任务为依据，向读者直观再现临床病例的护理情景，并将重点内容用表格高度提炼、概括，使读者在阅读瞬间即能抓住精要，有的放矢。全书共9个项目，涵盖了外科护理学总论及专科疾病护理25个任务，既可以作为护理专业学生和教师的教学用书，也可作为临床一线护理人员的护理操作指南。

本教材配有相关教学课件、视频等，欢迎教师完整填写学校信息来函免费获取：xdxtzfudan@163.com。

前　言

外科护理学是护理专业的主干课程之一,也是临床护理实践的基础课程。为了顺应护理学专业教育改革与发展,满足护理学专业学生的教学要求,培养和提升学生对外科护理学理论和技能的掌握,我们编写了《外科护理学实用技术》教材,旨在培养贴近岗位、贴近临床的技能型现代护理人才。

在编写理念上,本教材紧密贴合临床外科护理新知识、新技术的进展,结合国家护士执业资格考试要求,以整体护理观为指导思想,以患者为中心,坚持以培养高职高专护理专业人才为目标,兼顾培养中职护理专业人才为导向,遵循教学规律,体现专业特色,丰富教学资源,在强化外科护理学"三基"的基础上,注重学生的整体护理、人文关怀、自主学习的能力,评判性思维能力,就业实践能力的培养,达到为临床工作服务的目的。同时,本教材结合中、高职护理学生的思维特点,方便教师在教学中运用情景导入的任务教学法更快捷地开展实训教学活动,实现"教-学-做"一体化人才培养模式。

在编写内容上,本教材力求突出外科护理学的专业特点,以外科临床护理实际工作任务为依据。全书共9个项目,涵盖了25个外科护理学总论及专科疾病护理任务,包括手术室护理工作、损伤患者的护理、颅脑疾病患者的护理、胸部疾病患者的护理、乳房疾病患者的护理、胃肠疾病患者的护理、肝胆疾病患者的护理、泌尿系统疾病患者的护理、骨科疾病患者的护理等。

在编写结构上,本教材注重与《外科护理学》主教材保持一致和配套,按项目顺序进行编排,每个任务设置"学习目标""情景导入""任务描述""任务分析""相关知识""任务实施""任务评价"和"巩固与复习"等环节,以案例引发学生思考,促进学生动手操作,在"干"中学,在"用"中练,更贴合临床一线、突出实用性和实践性。其中,"任务分析"主要是对该任务的内容进行简明扼要的归纳总结,并结合"情景导入"的岗位任务展开分析,不仅有利于学生加深对教材知识点的理解和掌握,并且有利于逐步提升学生理论与实践相结合的实践能力,为今后的临床实习和工作打下良好的基础。在"任务实施"和"任务评价"中,内容编排图文并茂,步骤清晰,有利于加强学生的理解和记忆。每个任务末设置有练习题,帮助学生梳理和总结本任务内容,以达到复习和巩固知识的目的。

本教材的编写是在各位编者共同努力、精诚合作的基础上顺利完成的,也得到了广西中医药大学附属瑞康医院、广西中医药大学附属国际壮医医院、南宁市第二人民医院等多家单位的大力支持,在此深表谢意和敬意!

由于时间和水平有限,书中不足之处恳请各院校师生、读者和护理同仁批评指正。

编 者

2021 年 5 月

目 录

项目一　手术室护理工作

　　任务一　手术人员外科手消毒法 ································· 1-3
　　任务二　穿无菌手术衣、戴无菌手套法 ····················· 1-9
　　任务三　手术区域皮肤消毒与铺巾 ···························· 1-15
　　任务四　常用手术体位的安置 ··································· 1-22
　　任务五　常用手术器械的辨识和使用 ························ 1-29

项目二　损伤患者的护理

　　任务一　烧伤患者的护理 ·· 2-3
　　任务二　蛇咬伤患者的护理 ······································· 2-11

项目三　颅脑疾病患者的护理

　　任务一　颅骨损伤患者的护理 ··································· 3-3
　　任务二　颅脑损伤患者的护理 ··································· 3-9

项目四　胸部疾病患者的护理

　　任务一　气胸患者的护理 ·· 4-3
　　任务二　肺癌患者的护理 ·· 4-11

项目五　乳房疾病患者的护理

　　任务一　急性乳腺炎患者的护理 ································ 5-3
　　任务二　乳腺癌患者的护理 ······································· 5-7

项目六　胃肠疾病患者的护理

　　任务一　急性阑尾炎患者的护理 6-3
　　任务二　肠梗阻患者的护理 6-9
　　任务三　胃癌患者的护理 6-16
　　任务四　直肠癌患者的护理 6-20

项目七　肝胆疾病患者的护理

　　任务一　胆管结石患者的护理 7-3
　　任务二　胆道感染患者的护理 7-8

项目八　泌尿系统疾病患者的护理

　　任务一　上尿路结石患者的护理 8-3
　　任务二　膀胱癌患者的护理 8-11
　　任务三　良性前列腺增生患者的护理 8-18

项目九　骨科疾病患者的护理

　　任务一　常见四肢骨折患者的护理 9-3
　　任务二　关节脱位患者的护理 9-10
　　任务三　颈椎病患者的护理 9-17

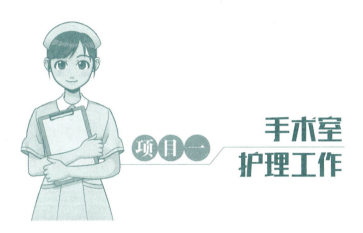

项目一 手术室护理工作

- **手术室护理工作**
  - **任务一 手术人员外科手消毒法** — 外科手消毒（冲洗法）
  - **任务二 穿无菌手术衣、戴无菌手套法**
    - 穿无菌手术衣（全遮盖式手术衣）
    - 戴无菌手套（闭合式、开放式）
  - **任务三 手术区域皮肤消毒与铺巾** — 腹部手术区域的皮肤消毒、铺巾
  - **任务四 常用手术体位的安置**
    - 仰卧位、侧卧位、俯卧位、膀胱截石位、半坐卧位的手术体位安置方法
    - 侧卧位（肾脏手术）安置
  - **任务五 常用手术器械的辨识和使用** — 手术刀、剪刀类、钳类、拉钩类、缝合针、缝合线等器械的分类、辨识、传递方法

任务一　　手术人员外科手消毒法

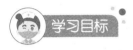

1. 知识目标　能正确说出外科手消毒目的、步骤及注意事项。
2. 能力目标　能够依据洗手指征,独立完成外科手消毒操作。
3. 素质目标　强化手术人员的无菌观念,确保手术患者的安全。

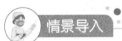

患者黄先生,42岁,入院诊断:急性阑尾炎。今日上午在手术室全麻下行腹腔镜阑尾切除术。护士小李担当本次手术的器械护士。

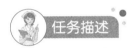

护士完成外科手消毒操作。

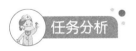

外科手术前手术人员用皂液和流动水洗手后,用手消毒剂清除或杀灭手部暂居菌和减少常居菌的过程称为外科手消毒。外科手消毒的目的是清除或者杀灭手表面暂居菌,减少常居菌,抑制手术过程中手表面微生物的生长,减少手部皮肤细菌的释放,防止病原微生物在医务人员和患者之间的传播,有效预防手术部位感染发生。

手术开始前器械护士须提前 15～20 分钟进行外科手消毒,穿无菌手术衣,戴无菌手套,整理手术台等,以便完成手术配合。进行外科手消毒前必须准备好外科手消毒用物,按规范着装,去除手表及饰物,修剪指甲。先用流动水冲洗双手、前臂及上臂下 1/3 段,再取适量皂液,在手心稍揉搓后按七步洗手法清洁手部,然后均匀螺旋式涂抹与清洁前臂及上臂下 1/3 段;流动水冲洗双手及手臂,用无菌毛巾或纸巾擦干后,取适量外科手消毒液按步骤规范涂抹及揉搓双手。手消毒完毕后,双手保持拱手姿势,进入手术间。医务人员外科手消毒效果应达监测的细菌菌落总数≤5 cfu/cm^2。我们通过以下学习,能正确掌握外科手消毒操作技能。

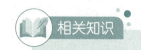

外科手消毒设施

1. **外科洗手池** 洗手池应设在手术间附近,2~4个手术间宜配置1个洗手池。洗手池大小、高低适宜,有防溅设施,管道不应裸露,池壁光滑无死角,应每日清洁和消毒。

2. **水龙头** 水龙头数量与手术间数量匹配,应不少于手术间数量。水龙头开关应采用非手触式。

3. **洗手用水** 洗手用水的水质应符合《生活饮用水卫生标准》(GB5749)要求,水温建议控制在32~38℃。不宜使用储箱水。

4. **清洁剂** 术前外科洗手可用皂液。盛装皂液的容器应为一次性,如需重复使用应每次用完后清洁、消毒。皂液有混浊或变色时及时更换,并清洁、消毒容器。

5. **干手物品** 干手物品常用无菌巾,一人一用。

6. **消毒剂** 消毒剂应符合国家管理要求,在有效期内使用。用于外科手消毒的消毒剂主要有氯己定醇复合消毒液、碘伏和2%~4%氯己定消毒液等。

7. **计时装置** 应配备计时装置,方便医务人员观察洗手与手消毒时间。

8. **洗手流程及说明图示** 洗手池上方应张贴外科洗手流程图,方便医务人员规范手消毒流程。

9. **镜子** 洗手池正前方应配备镜子,用于洗手前整理着装。

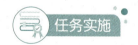

一、外科手消毒

外科手消毒见表1-1-1。

表1-1-1 外科手消毒流程

	(一)操作前的准备工作
1. 素质要求	着装符合手术室要求,不佩戴饰物及手表,指甲平短、清洁。举止端庄
2. 核对	手术间、手术名称、手术部位
3. 用物准备	(1) 护士:穿洗手衣裤及手术室专用鞋,戴好口罩、帽子,卷衣袖至肩部 (2) 环境:室内清洁、宽敞、明亮 (3) 物品:洗手皂液、外科手消毒剂、干燥无菌擦手巾或一次性消毒纸巾,盛污染擦手巾容器
	(二)操作步骤
1. 清洁步骤	(1) 流动水冲洗双手、前臂及上臂下1/3段 (2) 取适量皂液,在手心稍揉搓后,按七步洗手法彻底清洁双手、前臂、上臂下1/3段。步骤如下(图1-1-1):①掌心相对,手指并拢,相互揉搓;②手心对手背沿指缝相

(续表)

	互揉搓,双手交替;③掌心相对,双手交叉,相互揉搓指缝;④弯曲手指各关节在另一手掌心旋转揉搓,双手交替;⑤一只手握住另一只手大拇指旋转揉搓,双手交替;⑥一只手指尖并拢,在另一只手掌心旋转揉搓,双手交替;⑦揉搓手腕,沿一侧腕部、前臂、上臂下 1/3 段的顺序螺旋上升,均匀揉搓,对侧同法 (3) 用流动水冲净双手、前臂和上臂下 1/3 段,冲洗时指尖向上,肘关节最低 (4) 无菌擦手毛巾或一次性消毒纸巾擦干双手及手臂
2. 消毒步骤	(1) 取适量手消毒剂于一侧手掌心(图 1-1-2),揉搓一侧指尖、手背、手腕,将剩余的手消毒液依次螺旋揉搓至前臂、上臂下 1/3 段,不留空白。对侧同法 (2) 取适量手消毒剂,按七步洗手法揉搓双手至手腕,揉搓至干燥 (3) 消毒完毕后,双手保持拱手姿势(图 1-1-3)

(三) 操作后处理

用物处置	纸巾弃于垃圾桶内,毛巾送供应室集中清洗消毒

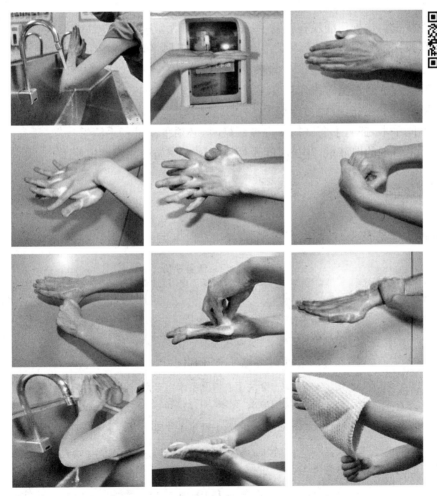

图 1-1-1 外科手消毒法的清洁步骤

彩图

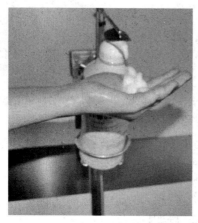
图1-1-2 取适量外科手消毒液

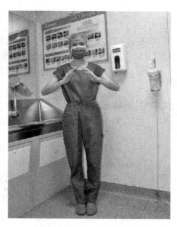
图1-1-3 拱手姿势

二、注意事项

（1）外科手消毒操作前应检查双手、手臂皮肤有无破损及化脓性感染。

（2）在操作过程中，双手应该保持在胸前并高于肘部，保持指尖朝上，使水由指尖流向肘部，避免倒流。

（3）冲洗双手时避免溅湿衣裤。

（4）戴外科手套前，避免污染双手。

（5）不同手术之间、手套破损或手被污染时，必须重新进行手消毒。

（6）手消毒剂的取液量、揉搓时间及使用方法应遵循产品使用说明书。

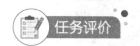
任务评价

任务评价详见表1-1-2。

表1-1-2 任务评价

任务	评价内容	评 价 标 准	分值
外科手消毒	操作前准备（20分）	1. 素质要求：着装符合手术室要求，不佩戴饰物及手表，指甲平短、清洁。举止端庄	8分
		2. 核对：手术间、手术名称、手术部位	5分
		3. 用物准备：护士穿洗手衣裤及手术室专用鞋，戴好口罩、帽子。卷衣袖至肩部；环境清洁、宽敞、明亮；物品准备齐全	7分
	操作步骤（70分）	1. 流动水冲洗双手、前臂及上臂下1/3段	5分
		2. 取适量皂液，在手心稍揉搓后，按七步洗手法彻底清洁双手、前臂、上臂下1/3段	15分
		3. 用流动水冲净双手、前臂和上臂下1/3段，冲洗时指尖向上，肘关节最低	10分

(续表)

任务	评价内容	评 价 标 准	分值
		4. 无菌擦手毛巾或一次性消毒纸巾擦干双手及手臂	5分
		5. 取适量手消毒剂于一侧手掌心,揉搓一侧指尖、手背、手腕,将剩余的手消毒液依次螺旋揉搓至前臂、上臂下1/3段,不留空白。对侧同法	20分
		6. 取适量手消毒剂,按七步洗手法揉搓双手至手腕,揉搓至干燥	15分
	操作后处置(5分)	用物处置规范	5分
	整体规范性(5分)	遵守无菌操作原则。操作熟练,动作准确。物品放置合理	5分
		评价总分	100分

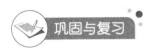

单选题

1. 关于外科手消毒目的的描述错误的是( )。
   A. 清除或者杀灭手表面暂居菌
   B. 清除或者杀灭手表面厌氧菌
   C. 抑制手术过程中手表面微生物的生长
   D. 防止病原微生物在医务人员和患者之间的传播
   E. 有效预防手术部位感染的发生

2. 进行外科手消毒前的准备工作错误的是( )。
   A. 检查消毒物品是否在有效期
   B. 摘除首饰,并着装整齐,整理好帽子和口罩
   C. 修剪指甲,指甲长度不超过指尖,可有指甲油
   D. 将外科消毒用物呈备用状态
   E. 戴帽子、口罩规范

3. 外科手消毒的目的是( )。
   A. 保护手术医护人员,免其手部感染
   B. 除去手及手臂所有微生物
   C. 除去双手污垢,预防手术切口感染
   D. 可免除戴无菌手套,方便手术操作
   E. 除去双手及前臂污垢及暂住菌、部分常居菌,预防手术部位感染

4. 外科手消毒,监测的细菌菌落总数应( )。
   A. ≤2 cfu/cm²   B. ≤5 cfu/cm²   C. ≤10 cfu/cm²
   D. ≤15 cfu/cm²   E. ≤20 cfu/cm²

5. 下列有关外科手消毒操作中的无菌巾的说法正确的是(　　)。
   A．一人一用　　　　　　　　　　B．可重复使用
   C．同台手术人员可一起使用　　　　D．可以上下来回擦
   E．可以用普通一次性纸巾

(韦群梅)

任务二　穿无菌手术衣、戴无菌手套法

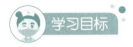

1. **知识目标**　能正确说出手术人员穿无菌手术衣、戴无菌手套的方法及注意事项。
2. **能力目标**　能严格执行无菌技术规范,独立完成穿无菌手术衣、戴无菌手套。
3. **素质目标**　增强无菌观念,确保手术患者的安全。

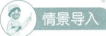

患者梁女士,38岁,诊断:胎膜早剥,先兆早产,拟剖宫产术。手术室护士王丽担当器械护士,配合完成手术。术前各种仪器设备、器械物品已准备齐全,护士王丽进行外科手消毒后,进入手术室,准备在巡回护士小兰的协助下穿无菌手术衣和戴无菌手套。

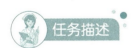

护士完成穿无菌手术衣、戴无菌手套操作。

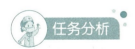

穿无菌手术衣及戴无菌手套是避免和预防手术过程中医护人员衣物上的细菌污染手术切口,同时保障手术人员安全,预防职业暴露,建立无菌屏障。手术人员在外科手消毒之后,须穿无菌手术衣和戴无菌手套,方可进行手术,以减少伤口污染。若连续进行第二次手术时或手术中手套破损手被污染时,应立即重新外科洗手和外科手消毒,并换无菌手套和无菌手术衣。

根据手术衣样式,可将穿无菌手术衣分为传统对开式手术衣穿法和全遮盖式手术衣穿法2种。目前,临床上多以全遮盖式手术衣穿法为主。穿无菌手术衣时,应选择较宽敞的地方,由巡回护士配合完成。

无菌手套有干手套和湿手套2种,戴法不同,目前临床多采用前者。分闭合式、开放式戴无菌手套法及协助他人戴无菌手套法(图1-2-1)。协助他人戴手套法常由器械护士配合其他手术者完成佩戴无菌手套,因此,护士小丽可选前2种方法戴无菌手套更为合适。

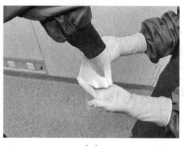 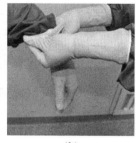 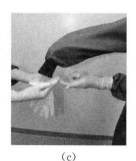

（a） （b） （c）

图1-2-1 他人协助法戴无菌手套

任务实施

一、穿无菌手术衣、戴无菌手套

穿无菌手术衣、戴无菌手套流程见表1-2-1。

表1-2-1 穿无菌手术衣、戴无菌手套流程

（一）操作前的准备工作	
1. 素质要求	着装符合手术室要求，举止端庄，精神饱满，动作轻稳
2. 评估	（1）穿手术衣前无菌准备是否完备 （2）术中使用的各类仪器设备是否准备齐全 （3）无菌手术衣包、无菌手套的种类、型号、有效期及包装是否符合要求 （4）环境是否宽敞明亮
3. 操作前准备	（1）护士：外科手消毒完毕 （2）环境：宽敞明亮、用物摆放有序 （3）物品：巡回护士打开无菌手术衣包，备好无菌手套
（二）操作步骤	
1. 穿无菌手术衣（第一阶段）	以"全遮盖式手术衣穿法"为例（图1-2-2）： （1）取无菌手术衣，选宽敞处面向无菌台站立 （2）手提衣领抖开，使无菌手术衣的另一端自然下垂，内侧面朝向自己 （3）两手提衣领两角举至与肩同齐水平，将手术衣轻轻抛起，顺势将双手和前臂伸入衣袖内，并向前平行伸展 （4）巡回护士在穿衣者背后抓住衣领内面，协助将袖口后拉，并系好领口的系带及手术衣左叶背部与右侧腋下的系带
2. 戴无菌手套	根据需要，选择合适的戴无菌手套方法如下： （1）闭合式戴无菌手套（图1-2-3）：穿无菌手术衣时双手不露出袖口，隔衣袖取手套置于同侧的左掌侧面，指端朝向前臂，左手隔着衣袖将左手套的大拇指与袖筒内的左手大拇指对正，右手隔着衣袖将手套边反翻向左背，左手5指张开伸进手套。同法戴右手。检查手套有无破损 （2）开放式戴无菌手套：保持身体与无菌区保持安全距离，双手在衣袖外打开内层纸套，不可触及手套外层，左手捏住两只手套的翻折部，右手先伸入手套内；再用戴好手套的右手指伸入左手套的翻折内，帮助左手伸入手套内；最后将手套翻折部翻回盖住手术衣的袖腕。检查手套有无破损

（续表）

	(二）操作步骤
3. 穿无菌手术衣（第二阶段）	(1) 解开腰带活结,提起腰带,由巡回护士用无菌持物钳夹取后,将腰带由身后绕至前面递交其手上 (2) 将腰带系于胸前,腰带要保持无菌,使手术衣右叶遮盖左叶 (3) 穿好手术衣、戴好手套后,保持胸前拱手姿势
	(三）操作后处理
用物处置	(1) 巡回护士及时、有序地撤去外包布,按要求折叠放置器械车下层 (2) 保持手术室环境整齐、清洁

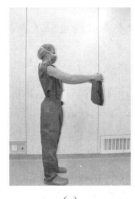
(a)
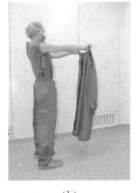
(b)
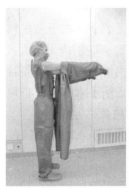
(c)

彩图

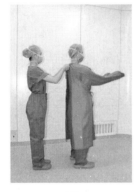
(d)
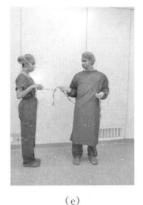
(e)
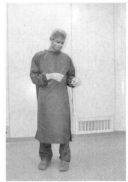
(f)

图1-2-2 全遮盖式手术衣穿法

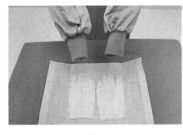
(a)
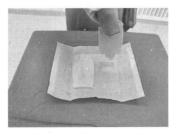
(b)
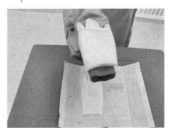
(c)

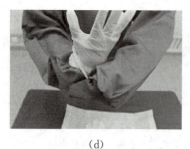 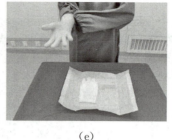 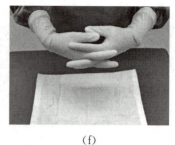

(d)　　　　　　　　　　　(e)　　　　　　　　　　　(f)

图1-2-3　闭合式戴无菌手套法

二、注意事项

（1）穿无菌手术衣必须在相应手术间进行。无菌手术衣不可触及非无菌区域，如有质疑立即更换。有破损的无菌衣或可疑污染时应立即更换。

（2）巡回护士向后拉衣领时，不可触及手术衣外面。

（3）穿无菌手术衣人员必须戴好手套，方可解开腰带活结或接取腰带，未戴手套的手不可拉衣袖或触及其他部位。

（4）无菌手术衣的无菌区范围为肩以下、腰以上及两侧腋前线之间。

（5）无接触式戴手套时双手始终不能露于衣袖外，所有操作双手均在衣袖内。

（6）戴手套时，将翻折边的手套口翻转过来包裹住袖口，不可将腕部裸露。

（7）感染、骨科等手术时手术人员应戴双层手套，有条件的内层为彩色手套。

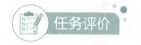

任务评价详见表1-2-2。

表1-2-2　任务评价

任务	评价内容	评价标准	分值
穿无菌手术衣、戴无菌手套	操作前准备（20分）	1. 素质要求：着装符合手术室要求，举止端庄，精神饱满，动作轻稳	5分
		2. 评估：穿手术衣前无菌准备是否完备；术中使用的各类仪器设备是否准备齐全；无菌手术衣包、无菌手套的种类、型号、有效期及包装是否符合要求；环境是否宽敞明亮	10分
		3. 操作前准备：用物摆放有序；护士外科手消毒完毕；巡回护士打开无菌手术衣包，备好无菌手套	5分
	操作步骤（70分）	1. 取无菌手术衣，选择宽敞处面向无菌台站立	5分
		2. 手提衣领抖开，使无菌手术衣的另一端下垂，内面朝向自己	5分
		3. 两手提衣领两角举至与肩同齐水平，将手术衣轻轻抛起，顺势将双手和前臂伸入衣袖内，并向前平行伸展	10分
		4. 巡回护士在穿衣者背后抓住衣领内面，协助将袖口后拉，并系好领口的系带及手术衣左叶背部与右侧腋下的系带	5分

任务二 穿无菌手术衣、戴无菌手套法

(续表)

任务	评价内容	评价标准	分值
		5. 双手伸入衣袖后,不要伸出袖口,在袖筒内将无菌手套包装打开平放于无菌台面上	5分
		6. 左手隔着衣袖将左手手套的大拇指与袖筒内的左手大拇指对正,右手将手套边反翻向左手背,左手5指张开伸进手套	10分
		7. 同法戴右手套	10分
		8. 检查手套有无破损	5分
		9. 解开腰带活结,提起腰带,由巡回护士用无菌持物钳夹取腰带	5分
		10. 将腰带由器械护士身后绕至前面递交其手上或器械护士旋转后接过腰带系于胸前	5分
		11. 穿好手术衣,保持胸前拱手姿势。如为有粉手套,应用生理盐水冲洗无菌手套	5分
操作后处置(5分)		1. 巡回护士及时、有序地撤去外包布,按要求折叠放置器械车下层	3分
		2. 保持手术室环境整齐、清洁	2分
整体规范性(5分)		1. 操作熟练,符合要求,无菌观念强 2. 穿无菌手术衣、戴好无菌手套,方法正确,全程无污染现象	5分
	评价总分		100分

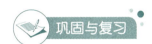

单选题

1. 无菌手术衣有菌区包括( )。
  A. 肩以下 B. 前臂
  C. 腰以上 D. 背部
  E. 腰部以上的前胸

2. 穿无菌手术衣的个人准备包括( )。
  A. 戴口罩、帽子,取下手表,外科手消毒 B. 不需要取下手表
  C. 口罩可以在穿好无菌手术衣后戴上 D. 不用修剪指甲
  E. 手臂皮肤破损时消毒破损皮肤后穿手术衣

3. 手术中如手套破裂或污染时( )。
  A. 用碘伏或乙醇消毒 B. 加戴一副手套
  C. 终止手术 D. 重新洗手
  E. 立即更换无菌手套

4. 下列戴无菌手套操作错误的是( )。
  A. 手套如有破损必须重新更换
  B. 未戴手套的手未触及手套外面

C．戴上手套的手持手套的内面取出手套

D．戴好手套后，双手置于胸前

E．如手套为有粉手套手术前用生理盐水冲洗

5. 手术人员穿无菌手术衣和戴无菌手套后，其无菌区应是（　　）。

A．双肩及胸部　　　　　　　　　B．腰以下胸背及手

C．双手及胸、腹　　　　　　　　D．双手及前臂、腰以上肩以下及前胸部

E．双手及胸、背、腹部

（韦群梅，吉　思）

任务三　手术区域皮肤消毒与铺巾

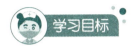

1. 知识目标　能正确说出手术区皮肤消毒范围、方法、注意事项。能正确说出铺巾的注意事项。
2. 能力目标　能与手术者完成配合手术区皮肤消毒和铺巾操作。
3. 素质目标　在手术区域皮肤消毒与铺巾的过程中有严格的无菌观念和团结协作精神。

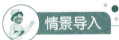

患者刘女士,60岁,诊断:胃癌。今日上午全麻下行胃癌根治术。手术室器械护士小青已将手术所需的仪器设备、器械物品等准备齐全。患者已实施麻醉并安置好手术体位,现器械护士小青已经穿好无菌手术衣,戴好无菌手套。

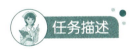

1. 协助手术医生完成手术区域皮肤的消毒。
2. 协助手术医生完成手术区域的铺巾。

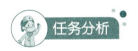

手术区皮肤消毒的目的是清除手术切口处及其周围皮肤上的暂居菌,并抑制常居菌的移动,最大限度地减少手术部位相关感染。

目前国内普遍使用碘伏作为手术区皮肤消毒剂。碘伏属中效消毒剂,可用于皮肤、黏膜和切口的消毒。消毒方法一般是用碘伏涂擦患者手术区域2遍。对面部皮肤、口鼻腔黏膜、会阴部手术及婴幼儿皮肤消毒一般采用0.5%安尔碘。植皮时,供皮区应选择75%乙醇消毒3遍。根据手术部位选择合适的消毒范围(表1-3-1),一般消毒范围包括手术切口周围15~20 cm的区域。如有延长切口的可能,应扩大消毒范围。消毒过程中应严格遵守消毒原则,应以手术切口为中心向四周涂擦,如感染伤口或肛门会阴部皮肤消毒,应从外周向感染伤口或会阴肛门处涂擦。

表1-3-1 手术区皮肤消毒范围

手术部位	准备范围
1. 头部手术	头部及前额
2. 颈部手术	下唇至乳头连线,两侧到斜方肌前缘
3. 乳腺手术	前至对侧锁骨中线,后至腋后线,上过锁骨及上臂上1/3处,下过肋缘
4. 胸部手术	上至锁骨上及肩上,下至脐部水平,前至对侧锁骨中线,后至对侧肩胛下角
5. 上腹部手术	上至乳头水平,下至耻骨联合,两侧至腋中线
6. 下腹部手术	上至剑突水平,下至大腿上1/3前侧、内侧及外阴部,两侧至腋中线
7. 肾脏手术	上至乳头水平,下至耻骨联合,前后均超过正中线
8. 腰椎手术	上肢两腋窝连线,下过臀区,两侧至腋中线
9. 会阴部手术	耻骨联合、肛门周围及臀、大腿上1/3内侧
10. 四肢手术	切口上下20 cm以上,一般超过远、近端关节或为整个肢体

"情景导入"中的患者为成年人,手术部位为上腹部,应选择碘伏消毒。消毒范围上至乳头水平,下至耻骨联合,两侧至腋中线。

手术区铺巾的目的是建立无菌安全区域,显露手术切口所必需的最小皮肤区,以避免和减少手术中的污染。由器械护士和手术医生共同完成,皮肤消毒完毕后铺无菌手术巾。为防止皮肤表面的细菌进入切口内,患者在术前备皮并沐浴(除急诊手术外)、更衣,去除首饰。铺巾一般包括3种布巾,即切口巾(又称无菌巾)、手术中单、手术洞单。除手术区外,手术区周围的无菌布单覆盖4~6层,外周最少2层,两侧和足端无菌布单应垂下超过手术台边缘30 cm。

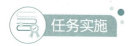

一、操作流程

手术区域皮肤消毒及铺巾流程见表1-3-2。

表1-3-2 手术区域皮肤消毒及铺巾流程

(一)操作前的准备工作	
1. 素质要求	着装符合手术室要求,举止端庄,精神饱满,动作轻稳
2. 评估	手术区域皮肤清洁及备皮情况,有无污垢、皮肤破损等
3. 操作前准备	(1)护士:穿好无菌手术衣、戴无菌手套 (2)环境:符合无菌技术操作要求 (3)患者:安静、体位安置妥当、麻醉完毕 (4)物品:手术皮肤消毒剂及铺巾包,在有效期内、包装完好

(续表)

	(二)操作步骤
1. 皮肤消毒	(1) 器械护士将卵圆钳、盛装碘伏消毒液及纱布的容器传递给手术助手 (2) 手术助手夹取消毒纺纱,按顺序涂擦皮肤,消毒顺序以手术切口为中心,由内向外,从上至下。上至乳头水平,下至耻骨联合,两侧至腋中线

2. 铺无菌巾	(1) 铺切口巾(图1-3-1)
	  1) 器械护士持切口巾折叠的1/3,第1、2、3块切口巾的折边朝向手术助手,第4块的折边朝向器械护士自己,按顺序传递给手术助手
	  2) 手术助手接过折边的治疗巾,分别铺于切口下方、上方及对侧,最后铺自身侧;每块巾的内侧缘距切口线3 cm以内
	  3) 器械护士传递4把巾钳给手术助手,用于钳夹4块治疗巾交角处(如铺单后选择贴薄膜手术巾,则省略该步骤)
	(2) 铺手术中单(图1-3-2):器械护士与手术助手两人分立于患者两侧,护士将一块中单对折面翻开,双手托住中单,一手前伸递给手术助手,注意身体不可触及手术床,然后一边平口,另一边以中单角包住手向外展开后松手,中单自然下垂。另一块中单铺法相同。2块中单分别铺于切口的上、下方。其中切口下方的中单盖住器械托盘,并下垂30 cm以上
	(3) 铺手术洞单(图1-3-3):将手术洞单三角标志的顶角朝头端、开孔处对准切口放在患者身上,然后翻开对折面,器械护士与手术助手合作铺单,一手压住尾端角,另一手掀起头端盖过麻醉架;再一手压住布单,另一手掀起尾端角铺向床尾,盖住器械托盘。注意:器械护士与手术助手在铺巾过程中,两手不可下垂过腰、不可上举过肩
	(4) 粘贴薄膜手术巾(图1-3-4):将薄膜手术巾放于切口一侧,撕开一头防黏纸并向对侧拉开;将薄膜手术巾敷于手术切口部位。用纱垫在薄膜上涂擦,使薄膜与皮肤紧密接触不留缝隙
	(5) 铺巾完毕,检查是否影响患者的呼吸,是否影响麻醉中患者的观察

	(三)操作后处理
用物处置	(1) 消毒纱布弃于指定垃圾桶,与手术使用纱布相区别,避免物品清点混乱 (2) 用后的各种手术布单等按消毒技术规范处理,如特殊感染做好标识,有条件的情况下使用一次性敷料单

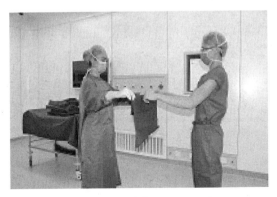

(a)

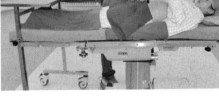

(b)

彩图

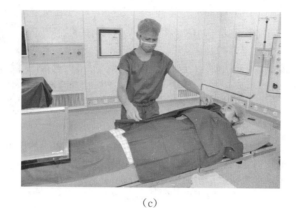

（c）

图1-3-1　铺切口巾

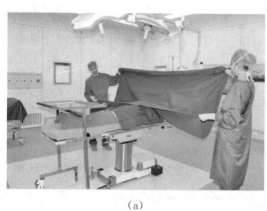

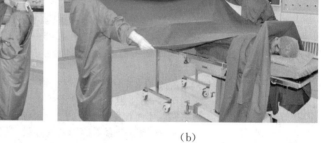

（a）　　　　　　　　　　　　　　　　　　　（b）

图1-3-2　铺手术中单

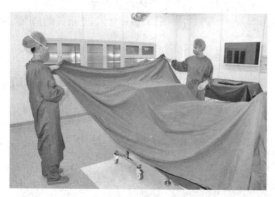

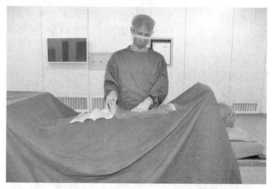

图1-3-3　铺手术洞单　　　　　　　　图1-3-4　粘贴薄膜手术巾

二、注意事项

（1）根据手术部位、患者年龄、医生需求及消毒剂使用说明书，选择合适的消毒剂进行手术区域的皮肤消毒。

(2) 在手术区域的皮肤消毒前应检查患者手术部位及周围皮肤是否清洁,有破口或疖肿者应立即告知手术医生。

(3) 手术区域皮肤消毒范围包括切口周围至少 20 cm 的区域。如手术有延长切口的可能,则应提前扩大消毒范围。涂擦消毒剂应均匀、无遗漏。

(4) 消毒剂使用量适度,不滴为宜。注意观察消毒后的皮肤有无不良反应,以防止损伤皮肤。

(5) 结肠造瘘口患者的皮肤在消毒前应先将造瘘部位用无菌纱布覆盖,使之与手术切口及周围区域相隔离,再进行常规皮肤消毒,最后消毒造口处;烧伤、腐蚀或皮肤受创伤患者的皮肤消毒前应先用生理盐水进行皮肤冲洗准备。

(6) 铺无菌手术单时,距离切口 2～3 cm,悬垂至床缘 30 cm 以上,至少 4 层。无菌手术单一旦铺好不可再移动,必须移动时只能由内向外,不能由外向内。术中无菌手术单溅湿或被术中血液浸湿,应加盖布单以保持无菌区域不被污染。

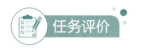

任务评价详见表 1-3-3。

表 1-3-3 任务评价表

任务	评价内容	评 价 标 准	分值
	操作前准备 (20分)	1. 素质要求:着装符合手术室要求,举止端庄,精神饱满,动作轻稳	4分
		2. 评估:手术区域皮肤清洁及备皮情况,有无污垢、皮肤破损等	6分
		3. 操作前准备:护士穿好无菌手术衣、戴无菌手套;环境符合无菌技术操作要求;患者体位安置妥当,麻醉完毕,手术器械包、消毒剂、消毒纱布或棉球,手术用无菌巾、无菌单、无菌剖腹单等处于备用状态	10分
手术区域皮肤的消毒与铺巾	操作过程 (70分)	1. 皮肤消毒 (1) 器械护士将卵圆钳、盛装碘伏消毒液及纱布的容器传递给手术助手 (2) 手术助手夹取消毒纺纱,按顺序涂擦、消毒手术区域皮肤	5分
		2. 铺 4 块切口巾 (1) 器械护士持切口巾折边的 1/3,第 1、2、3 块切口巾的折边朝向手术助手,第 4 块的折边朝向器械护士自己,按顺序传递给手术助手 (2) 手术助手接过折边的无菌巾,分别铺于切口下方、上方及对侧,最后铺自身侧,每块巾的内侧缘距切口线 3 cm 以内	20分
		3. 器械护士传递 4 把巾钳给手术助手,用于钳夹 4 块切口巾交角处(如铺单后选择贴薄膜手术巾,则省略该步骤)	10分
		4. 铺 2 块手术中单:器械护士与手术助手两人分别立于患者两侧,护士将一块中单对折面翻开,双手托住中单,一手前伸递给手术助手,然后一边平口,另一边以中单角包住手向外展开后松手,中单自然下垂。另一块中单铺法相同。2 块中单分别铺于切口的上、下方	15分

(续表)

任务	评价内容	评 价 标 准	分值
	5. 铺1块手术洞单：将手术洞单开孔处对准切口放在患者身上，然后翻开对折面，与手术助手合作铺单，一手压住尾端角，另一手掀起头端盖过麻醉架；再一手压住布单，另一手掀起尾端角铺向床尾，盖住器械托盘		10分
	6. 粘贴薄膜手术巾：器械护士将薄膜手术巾递于手术助手，手术助手把薄膜手术巾放于切口一侧，撕开一头防黏纸并向对侧拉开；将薄膜手术巾敷于手术切口部位。用纱垫在薄膜上涂擦，使薄膜与皮肤紧密接触不留缝隙		5分
	7. 铺巾完毕，检查是否影响患者的呼吸，是否影响麻醉中患者的观察。		5分
操作后处置（5分）	1. 消毒纱布弃于指定垃圾桶内，与手术使用纱布相区别，避免物品清点错乱		3分
	2. 用后的各种手术布单等按消毒技术规范处理		2分
整体规范性（5分）	1. 操作熟练，符合要求，无菌观念强。 2. 配合方法正确，全程无污染现象		5分
	评价总分		100分

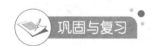

单选题

1. 手术区域使用碘伏消毒皮肤时，应涂擦手术区域（　　）。
   A．3遍　　　　　　　　　　B．1遍
   C．2遍　　　　　　　　　　D．4遍
   E．5遍

2. 打开无菌铺单包前检查包装不包括（　　）。
   A．是否有松散、潮湿、破损　　B．检查灭菌标识
   C．最外层包布是否无菌　　　　D．检查失效日期
   E．检查灭菌日

3. 下列哪项不是铺置无菌器械台的目的？（　　）
   A．加强手术器械的管理
   B．建立无菌最大屏障
   C．准确、迅速配合手术
   D．降低手术部位感染
   E．隔离手术器械

4. 以腹部开放手术为例，铺单首先应铺（　　）。
   A．切口巾　　　　　　　　　B．无菌中单
   C．剖腹单　　　　　　　　　D．手术薄膜

E．一次性洞单

5. 铺治疗巾应遵循先污后洁的原则,先铺（　　）。

　A．下腹部、会阴部　　　　　　　B．靠近操作者的一侧

　C．头侧　　　　　　　　　　　　D．操作者对侧

　E．不分先后,注意保暖

(廖翠明)

任务四　常用手术体位的安置

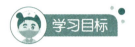

1. 知识目标　能正确说出常用手术体位的基本要求、安置操作要点及注意事项。
2. 能力目标　能配合手术医生、麻醉师完成不同手术患者手术体位的安置。
3. 素质目标　在体位安置过程中注重人文关怀,具有高度责任感,具有良好的护患沟通能力。

情景导入

患者邱先生,43 岁。因血尿、腰部疼痛、腰部肿块逐渐增大 1 个月入院。体格检查:T 36.5℃,P 81 次/分,R 18 次/分,BP 110/70 mmHg。诊断:右肾癌。拟全麻下行右肾切除术。护士小刘担任巡回护士。现患者已到达手术室,麻醉完毕。

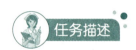

1. 明确该患者的手术体位。
2. 目前患者已经全麻,生命体征平稳,巡回护士按手术体位安置原则协助手术医生完成手术体位的安置。

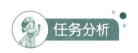

手术体位是指术中患者的位式,由巡回护士协助手术医生根据患者的手术部位及手术方式,调整手术床或利用体位垫、体位架、固定带等物品安置合适的手术体位。安置手术体位是手术室护士最基本的专业操作技术,手术室护士应当加强手术患者体位的安全管理,安置合理的体位,防止因体位不当导致手术患者的皮肤、血管、神经等损伤。患者麻醉完毕后,开始进行手术体位的安置。安置的同时既要保证手术的顺利进行,又要保证患者安全和舒适,为患者进行人性化的服务,不断提高手术护理配合质量。

手术体位安置的原则:保证患者安全舒适,无并发症;充分暴露手术野便于医生操作;维持正常呼吸及循环功能;肢体和关节不能悬空,须摆放稳妥;妥善固定,避免压迫神经、血管及肌肉。便于麻醉师麻醉和监测。常用的手术体位有以下几种。

1. 仰卧位　是手术最常见的体位。

(1) 水平仰卧位:适用于前额、胸部、腹部、骨盆及下肢等部位的手术。安置方法:患者仰卧在平置的手术台上,头部垫软枕;双臂掌心向下自然放于躯体两侧,用中单固定,如一侧手臂有静脉输液,则将其固定于臂托上;膝下及足跟部放啫喱垫保护,膝部用宽固定带固定(图1-4-1)。

(2) 垂头仰卧位:适用于甲状腺、颈前路术、腭裂修补、扁桃体摘除、气管异物、食管异物等头面部及颈部手术。安置方法:患者仰卧手术台上,将手术台背板抬高10°～20°,肩部下垫坡形枕抬高肩部约20°;颈下垫圆枕保持头后仰且不悬空,头部垫啫喱头圈固定。其余同"水平仰卧位"(图1-4-2)。

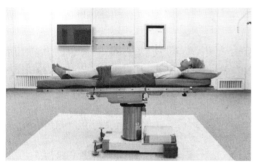

图1-4-1　水平仰卧位

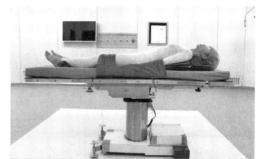

图1-4-2　垂头仰卧位

(3) 上肢外展仰卧位:适用于上肢、前纵隔、心脏、乳腺等手术。安置方法:患者仰卧于手术台上,术侧靠近台边,肩胛下垫软枕,患侧上肢外展<90°,置于臂托上。其余同"水平仰卧位"(图1-4-3)。

2. 侧卧位

(1) 一般侧卧位:适用于颅脑、肺、食管、侧胸壁、肾脏及髋关节等手术。安置方法:①胸部手术:患者90°健侧卧于手术台,于腋窝10 cm处垫啫喱垫,肩部、腰部、耻骨联合处用支架固定,暴露手术野;双上肢向前伸直固定于托手架;上腿90°屈曲,下腿伸直,两腿间垫方形枕;髋部和膝部用约束带固定(图1-4-4)。②肾脏手术:患者90°健侧卧于手术台,患侧肾区对准手术台腰桥,升高腰桥,腰部垫软枕,保持腰部平直舒展;双上肢向前伸直固定于托手架;上腿伸直,下腿屈膝,两腿间放软枕,大腿及膝部用约束带固定(图1-4-5)。

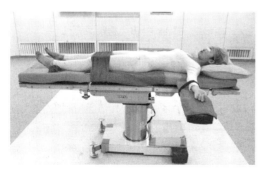

图1-4-3　上肢外展仰卧位

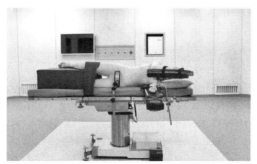

图1-4-4　胸部手术侧卧位

(2) 半侧卧位:适用于胸腹联合手术。安置方法:患者躯体呈30°~50°健卧于手术台上,患侧上肢置于托手架上固定;肩、背、腰、臀部均垫啫喱垫(图1-4-6)。

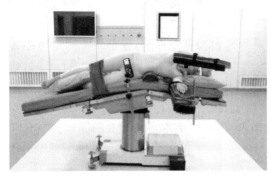

图1-4-5 肾脏手术侧卧位　　　　　图1-4-6 半侧卧位

3. 俯卧位　适用于颅后窝、颈椎后路、脊椎后入路、背部及骶尾部等手术。安置方法:患者俯卧在手术台上,头支撑在啫喱头架上;胸部、髋部垫俯卧位啫喱支撑垫,距腋窝10 cm,使胸腹部呈悬空状,保持胸部呼吸不受限制;双上肢自然弯曲用约束带固定于头两侧;膝部垫凹槽啫喱垫并用约束带固定;足部下垫大软枕,保持踝关节自然下垂,防止足背过伸导致足背神经拉伤(图1-4-7)。

4. 膀胱截石位　适用于会阴部及腹会阴联合等手术。安置方法:患者仰卧褪去裤子穿上腿套,臀下垫啫喱臀垫靠近手术床腿板下折床缘;两腿屈膝90°置于腿架上,两腿外展呈夹角60°~90°;调节腿架高度使患者腘窝自然屈曲下垂,腘窝下垫啫喱垫并用约束带固定;摆正膝关节,保持腘窝不受压,以免损伤腓总神经;双上肢用中单固定于躯体两侧(图1-4-8)。

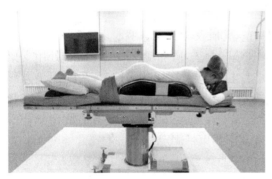

图1-4-7 俯卧位　　　　　图1-4-8 膀胱截石位

5. 半坐卧位　适用于鼻咽部的手术。安置方法:患者屈膝半坐于手术台上,即手术台头端抬高75°,尾端降低45°,整个手术台后仰15°;双上肢用中单固定在躯体两侧(图1-4-9)。

"情景导入"中的邱先生是行"右肾切除术",属于肾脏手术,应为其安置肾脏手术右侧卧位。

任务四 常用手术体位的安置

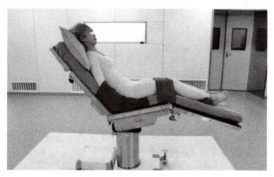

图1-4-9 半坐卧位

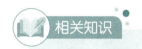

手术体位与压疮

压疮是机体局部组织因长期受压出现血液循环障碍，进而导致皮肤和皮下组织出现破损和坏死，是临床中最为常见的并发症。压疮多发生于受压和缺乏脂肪组织保护、无肌肉包裹或肌层较薄的骨隆突处。在手术过程中，由于手术时间过长，且患者长期保持同一种体位，更容易造成压疮发生。压疮的发生与固定体位有重要的关系，患者一旦发生压疮会使康复的时间延长，出现手术并发症的概率也会提高，给患者带来巨大的痛苦，因此预防由手术体位引起的压疮具有重要的意义。

1. 手术体位引起压疮的原因

（1）与年龄、体质指数、术中施加的外力（摩擦力、剪切力、冲击力）等有关，休克、水肿、控制性降压、低温麻醉、体外循环也可增加压疮发生率。

（2）体位：手术体位中最容易发生的是全麻俯卧位，其次是斜坡卧位和侧卧位，再次是局麻俯卧位，最后是仰卧位。

（3）手术时间的长短。

（4）患者皮肤情况：皮肤是否完好、潮湿，是否有瘀斑、水泡、破损等。

2. 压疮的预防措施

（1）做好术前评估。

（2）不断提高手术室护理工作人员的业务能力。

（3）严格遵守手术体位安置的原则与注意事项。

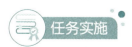

一、侧卧位（肾脏手术）安置

侧卧位（肾脏手术）安置操作流程见表1-4-1。

表1-4-1 侧卧位(肾脏手术)安置操作流程

(一)操作前的准备工作		
1. 素质要求	衣帽整齐,举止端庄	
2. 核对	手术间、患者科别、床号、姓名、手术名称、手术部位及手术方式等信息准确无误	
3. 评估	患者的病情、意识、皮肤完整性和各关节功能灵活性	
4. 用物准备	(1) 护士:着手术室衣服、洗手、戴口罩、戴无菌帽 (2) 环境:层流净化手术间、表面卫生符合规范,手术间宽敞、明亮,符合无菌要求 (3) 患者:平躺于手术台上,手术部位标识清楚,生命体征平稳 (4) 物品:半圆型啫喱腋垫1个、半圆型啫喱腰垫1个、凹槽啫喱垫2个、足部啫喱垫1个、软枕2个、固定挡板3个、啫喱头圈1个、腿部约束带2条、手部约束带2条(图1-4-10),按取用顺序合理摆放	
(二)操作步骤		
1. 信息核对	携用物至手术台旁,再次核对患者姓名、床号、住院号、手术部位及侧向	
2. 体位安置	(1) 麻醉前将腋垫置于患者腋下5~10 cm,避免压迫腋窝神经和血管 (2) 麻醉后协助麻醉师取侧卧位呈90°,患侧在上,肾区对准手术台腰桥,腰部放置半圆型啫喱腰垫;升高腰桥,手术台头尾部适当降低,保持腰部平直舒展 (3) 胸部及背部各放置一个固定挡板,挡板与身体间置软垫隔离保护 (4) 上腿伸直,下腿屈膝,两腿间放软枕,下腿足部垫啫喱垫,大腿上1/3段及膝部用腿部约束带固定 (5) 放置麻醉架,将患者双上肢向前伸直放置在凹槽啫喱垫上,用手部约束带固定于托手架;头部垫头圈(或软枕)	
(三)操作后处理		
1. 用物处置	整理用物,物归原处	
2. 护士	洗手	
3. 术中护理	密切观察患者病情变化,保持输液、输血、尿管等各种引流管的固定与通畅,心电监测的导联是否脱落,插管全麻患者的气管插管是否脱出	

二、注意事项

(1) 手术患者体位摆放合理、安全、舒适,手术野暴露充分。

(2) 摆放过程不可拖、拉、拽患者。摆放时注意床单、患者衣服干燥、平整无皱褶。

(3) 整理导联线及管道,避免电极片、注射器、针头、器械等硬物压迫。

(4) 枕头高度适宜,保持头颈躯干在同一直线。耳廓、颧骨、肩、髋、膝外侧和踝部垫软垫,保持不受压;手部自然弯曲保持功能位,无接触金属。

(5) 操作熟练,对于清醒患者,注意与其沟通,解释,取得合作。注意保护患者隐私。

(6) 麻醉前调节好腰桥位置,手术开始前升高腰桥,注意不可过高;关闭体腔前放下腰桥。

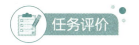

任务评价详见表1-4-2。

表1-4-2 任务评价

任务	评价内容	评价标准	分值
手术体位的安置（侧卧位）	操作前准备（20分）	1. 素质要求：衣帽整齐，举止端庄	3分
		2. 核对：手术间、患者科别、床号、姓名、手术名称、手术部位及手术方式等信息准确无误	7分
		3. 操作前准备：护士洗手、戴口罩、戴无菌帽；环境宽敞、明亮，符合无菌操作要求；患者平躺于手术台，手术部位标识清楚，生命体征平稳；物品准备齐全	10分
	操作步骤（70分）	1. 再次核对，解释，取得患者配合	5分
		2. 麻醉前将啫喱胸垫置于腋下5~10 cm处	10分
		3. 取侧卧位呈90°，患侧在上，肾区对准手术台腰桥，腰部垫啫喱垫	10分
		4. 升高腰桥，手术台头尾部适当降低，保持腰部平直舒展	10分
		5. 腰部前后及肩部各放置一个固定挡板	10分
		6. 上腿伸直，下腿屈膝，两腿间放软枕，腿足部垫啫喱垫，大腿上1/3段及膝部用约束带固定	10分
		7. 放置麻醉架，将患者双上肢向前伸直用约束带固定于托手架	10分
		8. 头部垫头圈	5分
	操作后处置（5分）	1. 洗手、记录	3分
		2. 用物处置规范	1分
		3. 术中护理	1分
	整体规范性（5分）	动作规范，5分钟内完成	5分
		评价总分	100分

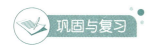

一、单选题

1. 体位安置的标准是（　　）。
   A. 不影响呼吸及循环　　　　　　B. 不压迫外周血管，便于麻醉
   C. 肌肉骨骼不过度牵引　　　　　D. 手术野暴露清楚、满足个人需求
   E. 以上都是

2. 手术体位安置的原则是( )。

　　A．体位固定牢固稳定

　　B．呼吸道保持通畅,大血管、神经不受压

　　C．上肢外展<90°,下肢约束带不过紧

　　D．患者身体不接触金属

　　E．以上都是

3. 肾脏手术时,对准腰桥的部位是( )。

　　A．肋下缘 1 cm　　　　　　　　B．肋下缘 2 cm

　　C．肋下缘 3 cm　　　　　　　　D．肋下缘 4 cm

　　E．肋下缘 5 cm

4. 妇科手术患者为充分暴露手术野,须调节体位为( )。

　　A．右侧倾斜　　　　　　　　　B．左侧倾斜

　　C．头低足高　　　　　　　　　D．头高足低

　　E．以上都不是

5. 甲状腺手术患者手术时常用体位为( )。

　　A．侧卧位　　　　　　　　　　B．膀胱截石位

　　C．垂头仰卧位　　　　　　　　D．俯卧位

　　E．水平仰卧位

二、看图回答

1. 依据图 1-4-11,判断该体位的类型。
2. 此体位适用于哪些手术?
3. 此体位如何安置?

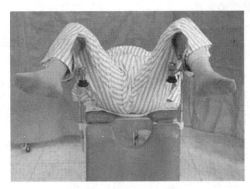

图 1-4-11　手术体位

(王　琴)

任务五　常用手术器械的辨识和使用

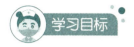

1. 知识目标　正确辨识常用手术器械,能正确说出其用途及使用注意事项。
2. 能力目标　能正确使用与传递常用手术器械,配合手术医生完成手术。
3. 素质目标　在手术室护理工作中具有严谨的工作态度与严格的无菌观念,动作规范准确,操作熟练,配合能力强。

情景导入

　　手术室护士小张,接手术通知后担任器械护士,配合完成剖腹探查术。现患者准备到达手术室。

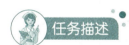

1. 请根据手术类型准备手术器械。
2. 请器械护士正确辨识和传递手术器械,配合完成手术。

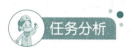

　　手术器械是外科手术操作的必备物品,按照用途分为基本手术器械和专科手术器械。基本手术器械是指各种手术的基本工具,常用的基本手术器械包括:手术刀、手术剪、手术镊、钳类、牵开器、吸引器头、探针、缝线、缝针等。专科手术器械是根据各专科手术特点和需要设计生产的手术器械。正确识别各种手术器械,掌握各种手术器械的结构特点、基本性能和使用方法,是护士正确配合手术的基本要求和保证。

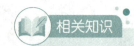

特殊手术器械

(1) 内镜类：如膀胱镜、腹腔镜、胸腔镜、纤维支气管镜及关节镜等。
(2) 吻合器：如食管、胃肠道、血管吻合器。
(3) 其他精密及专科仪器：如高频电刀、激光刀、电钻、手术显微镜、神经导航仪器等。
(4) 可根据制作材料选用不同的灭菌方法。
(5) 各种器械均应专人保管、定位放置，定期检查、保养、维修。

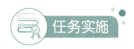

一、常用手术器械的辨识和使用

常用手术器械的辨识和使用见表 1-5-1。

表 1-5-1　常用手术器械的辨识和使用

（一）操作前的准备工作	
1. 素质要求	衣着符合手术室工作要求，举止端庄
2. 操作前准备	(1) 护士：进行外科手消毒后穿上无菌手术衣，戴好无菌手套 (2) 环境：室内符合空气洁净要求、明亮、安静 (3) 物品：手术刀柄、刀片、手术剪、手术镊、钳类、持针器、牵开器、吸引器头、探针、刮匙、缝线、缝针等。按取用顺序摆放，注意检查包装及有效期
（二）操作步骤	
手术器械辨识	1. 手术刀　主要用于切割和分离组织，由刀片和刀柄组成。刀片有圆、尖、弯及大小之分，末端有数字。刀柄根据长短和大小分型，末端有数字，常用有 3 号、4 号及 7 号。一把刀柄可以安装几种不同型号的刀片（图 1-5-1） 2. 手术剪　根据结构特点分为尖、钝、直、弯、长、短各型。根据用途分为组织剪（图 1-5-2）、线剪（图 1-5-3）及拆线剪（图 1-5-4） (1) 组织剪：圆头、薄刃、锐利，分为直剪和弯剪，分别用于浅部、深部组织的解剖、剪断或分离剪开 (2) 线剪：多为直剪，头宽而尖、刃钝厚，用来剪断缝线、敷料、引流管等。线剪与组织剪的区别在于组织剪的刃锐薄，线剪的刃较钝厚。禁忌以组织剪代替线剪，以致损坏刀刃，造成浪费 (3) 拆线剪：一页钝凹，另一页尖而直，用于拆除缝线 3. 手术镊　用于夹持物品或组织，便于剥离、剪开或缝合（图 1-5-5） (1) 无齿镊：前端光滑，对组织损伤小，故用于夹持神经、血管、黏膜和肠壁等脆弱组织 (2) 有齿镊：前端有钩齿，夹持组织牢固，但损伤大，适用于夹持皮肤、皮下、筋膜等韧厚组织 4. 钳类 (1) 血管钳：也称为止血钳，主要用于钳夹血管止血、分离组织、牵引缝线、夹住或拔出

(续表)

缝针等。为适应不同性质的手术和部位的需要,止血钳有各种不同的外形和长度,有直、弯、大、小及有钩(全齿槽)之分(图1-5-6)

(2) 持针器:也称为持针钳,用于夹持缝针缝合各种组织和器械打结。头端短粗直,咬合面有纵横相交的纹路,咬合力强。亦有大小之分,须根据缝合针型号选择持针器(图1-5-7)

(3) 组织钳:也称为Allis钳(鼠齿钳),头端有一排细齿,夹持软组织时不易滑脱,对组织的压榨较血管钳轻(图1-5-8)

(4) 巾钳:也称布巾钳,头端尖而弯,能交叉咬合,用于固定铺盖在手术切口周围的手术巾。注意使用时勿夹伤正常皮肤组织(图1-5-9)

(5) 卵圆钳:也称为持物钳或海绵钳,前端环形,分有齿纹、无齿纹2种。有齿纹的可夹持蘸有消毒液的敷料消毒手术野的皮肤,或作为持物钳用于夹持、传递已消毒的器械、缝线、缝针、敷料、引流管等。无齿纹的用于夹持脏器,协助暴露(图1-5-10)

(6) 肠钳:即肠吻合钳,齿槽薄,弹性好,外套乳胶管,对组织损伤小,用于夹持肠管,以减少对肠壁的损伤(图1-5-11)

(7) 胃钳:分小胃钳、大胃钳,轴为多关节,力量大,压榨力强,齿槽为直纹且较深,用于钳夹胃以利于胃肠吻合,组织不易滑脱(图1-5-12)

(8) 直角钳:头端成直角,主要用于游离和绕过主要血管、胆道等组织的后壁,如胃左动脉、胆囊管等(图1-5-13)

5. 牵开器 也称为拉钩,是显露手术野必备器械。有大小、深浅、不同形状之分,如皮肤拉钩、甲状腺拉钩、阑尾拉钩、腹腔直角拉钩、S型拉钩、自动拉钩等(图1-5-14)

6. 探针 分为圆探针、有槽探针、胆道探针。圆探针细直,前端容易弯曲,适用于窦道、管腔探查。有槽探针前端钝圆,长轴有凹槽,便于脓液经沟槽流出(图1-5-15)

7. 刮匙 用于刮宫、刮除坏死组织和炎性细胞(图1-5-16)

8. 吸引器头 用于吸除手术野中的出血、渗出物、脓液、空腔脏器的内容物,暴露手术野或减少污染机会。吸引器头有直、弯套管之分,须根据手术部位及吸出物进行选择(图1-5-17)

9. 缝合针 用于各种组织缝合的器械,由针尖、针体和针眼组成。有弯直、粗细、不同弧度之分。三角针针尖部呈三角形,较锋利,但损伤性较大,适用于皮肤、软骨、韧带等坚韧组织的缝合。圆针针尖部呈圆形,损伤性较小,但穿透力弱,适用于胃肠、腹膜、神经、血管、肌肉等软组织的缝合(图1-5-18)

10. 缝合线 用于缝合各种脏器和组织及结扎血管止血,粗细各异,用号码表示。粗线用数字1~10表示,数字越大线越粗;细线用0表示,0越多线越细。根据制作材料分为不可吸收缝线和可吸收缝线(图1-5-19)

手术器械的使用与传递

1. 手术刀
(1) 安装与拆卸手术刀片:①安装刀片时,须用持针器夹持刀片前端背部,使刀片的缺口对准刀柄槽,稍用力向后拉即可装上(图1-5-20)。②拆卸刀片时,用持针器夹持刀片尾端背侧,稍稍提起刀片向上顺势推下即可(图1-5-21)
(2) 传递方法:传递者握持刀片与刀柄衔接处背侧,刀刃朝下,将刀柄尾端送至术者手中;或用专用容器放置间接传递(图1-5-22)

2. 手术剪
(1) 持法:持手术剪时拇指和无名指分别插入剪刀柄的两环,中指放在无名指的剪刀柄上,示指压在轴节处起稳定和引导作用,有利于操作(图1-5-23)
(2) 传递方法:传递者握持手术剪的中部,弯剪应将弯头向上,然后将剪柄尾端递给术者(图1-5-24)

3. 手术镊
(1) 持法:用拇指对示指与中指捏持手术镊中上1/3处,不能满把握持(图1-5-25)
(2) 传递方法:闭合镊子的前端传递(图1-5-26)

4. 血管钳 持法及传递方法与手术剪方法相同(图1-5-27、图1-5-28)

（续表）

5. 持针器	
（1）夹针与穿线：使用持针器的尖端夹住缝针的中后 1/3 交界处，多数情况下夹持的针尖应向左，特殊情况可向右，缝线应重叠 1/3，且将绕线重叠部分也放于钳嘴内，以利于操作（图 1-5-29）	
（2）传递方法：针尖朝上，递柄给术者（图 1-5-30）	
（三）操作后处理	
用物处置	清点、清洁器械，分类整理打包

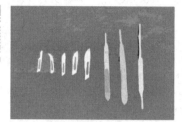

图 1-5-1 手术刀

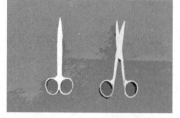

图 1-5-2 组织剪

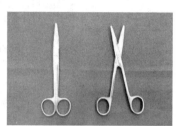

图 1-5-3 线剪

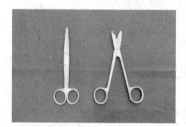

图 1-5-4 拆线剪

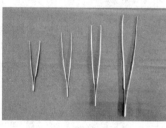

图 1-5-5 手术镊

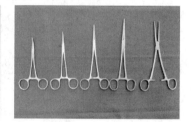

图 1-5-6 血管钳

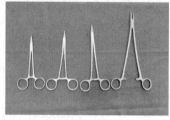

图 1-5-7 持针器

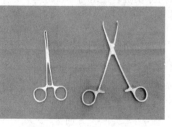

图 1-5-8 组织钳

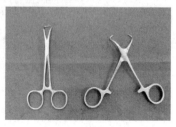

图 1-5-9 巾钳

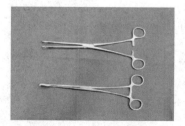

图 1-5-10 卵圆钳

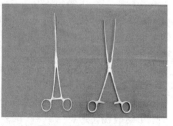

图 1-5-11 肠钳

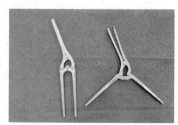

图 1-5-12 胃钳

任务五 常用手术器械的辨识和使用

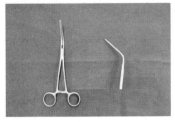
图 1-5-13 直角钳

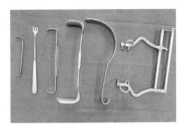
图 1-5-14 牵开器

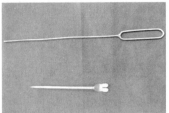
图 1-5-15 探针

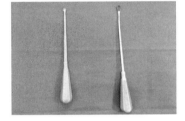
图 1-5-16 刮匙

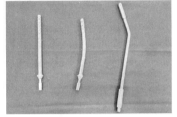
图 1-5-17 吸引器头

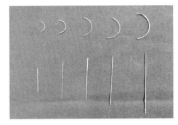
图 1-5-18 缝针

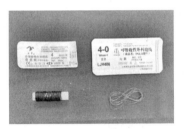
图 1-5-19 缝线

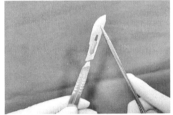
图 1-5-20 安装刀片

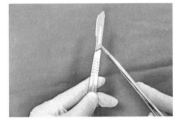
图 1-5-21 拆卸刀片

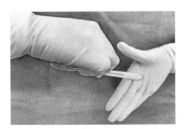
图 1-5-22 手术刀传递

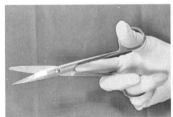
图 1-5-23 手术剪持法

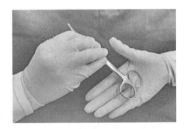
图 1-5-24 手术剪传递

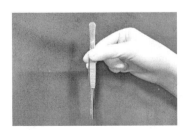
图 1-5-25 手术镊持法

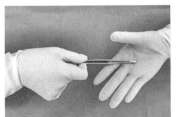
图 1-5-26 手术镊传递

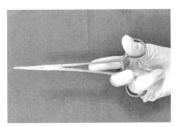
图 1-5-27 血管钳持法

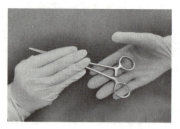
图1-5-28 止血钳传递

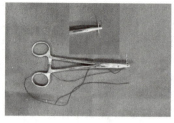
图1-5-29 夹针与穿线

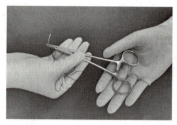
图1-5-30 持针器传递

二、注意事项

（1）严格遵守无菌操作原则，勿离台面过高，不高于肩、不低于腰平面。切忌在背后传递。

（2）任何器械的传递都要将器械柄轻击术者手掌，传递给术者。传递锐利器械时刀刃朝下，防止自伤或者他伤。

（3）使用手术剪时不能用组织剪代替线剪，以免损坏刀刃。

（4）钳类的持法：右手拇指、无名指分别穿入把环，示指把持关节处固定，中指辅助。

（5）持针器：穿针带线时要做到3个1/3，即缝线的返回线占总线长的1/3，缝针被夹在针尾的后1/3处，持针钳开口前端的1/3段夹持缝针。

（6）使用拉钩时，应用湿纱垫将拉钩与组织隔开，以保护组织。

（7）及时清除手术野周围不用的器械，避免堆积，并防止掉到地上；及时擦拭器械表面的血迹；注意检查器械是否缺损，螺帽螺丝等各种小零件是否掉落。

（8）操作过程中注意隔离技术。如接触过肿瘤组织的器械不可再接触其他正常组织，接触过肠道内粪便或者胃内容物的器械不可再使用。

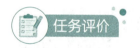
任务评价

任务评价详见表1-5-2。

表1-5-2 任务评价

任务	评价内容	评价标准	分值
常用手术器械的辨识和使用	操作前准备（10分）	1. 衣着符合手术室工作要求，举止端庄	2分
		2. 操作前准备：护士外科手消毒后穿无菌手术衣，戴无菌手套；环境符合空气洁净要求、明亮、安静；物品准备齐全，摆放合理	8分
	手术器械的辨识（40分）	1. 手术刀、手术剪、手术镊	10分
		2. 钳类：血管钳、持针器、组织钳、巾钳、卵圆钳、肠钳、胃钳、直角钳	15分
		3. 各种牵开器	5分
		4. 探针、吸引器头	5分
		5. 缝针、缝线	5分

(续表)

任务	评价内容	评价标准	分值
	手术器械的使用（20分）	1. 安装刀片方法正确,拆卸刀片方法正确	5分
		2. 持镊、持钳、持剪方法正确	10分
		3. 夹针与穿线：做到3个1/3(持针器的尖端夹住缝针的中后1/3交界处,缝线重叠1/3,重叠部分放于钳嘴内)	5分
	手术器械的传递（20分）	1. 手术刀传递方法正确	3分
		2. 手术剪、血管钳传递方法正确	5分
		3. 手术镊传递方法正确	2分
		4. 持针器传递方法正确	2分
		5. 其他器械物品传递：拉钩、探针、缝线等传递方法正确	8分
	操作后处置（5分）	1. 操作后器械清点数目齐全	3分
		2. 用物处置规范	2分
	整体规范性（5分）	严格无菌操作,动作规范	5分
	评价总分		100分

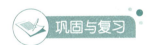

巩固与复习

单选题

1. 正确持镊方法是（　　）。
   A. 左手拇指与示指、中指相对应　　B. 右手拇指对示指
   C. 右手拇指对中指　　D. 右手拇指与示指、中指相对应
   E. 右手拇指与示指、无名指相对应

2. 对手术器械最有效的灭菌法是（　　）。
   A. 燃烧法　　B. 高压蒸气灭菌法
   C. 煮沸消毒法　　D. 烤箱干热灭菌法
   E. 微波消毒灭菌法

3. 传递手术器械错误的做法是（　　）。
   A. 弯钳的弯曲部朝上
   B. 将器械柄端传送给手术者
   C. 手术刀要将刀锋朝下
   D. 持针器钳夹弯针,要在中后1/3交界处
   E. 血管钳传递时要以柄轻击手术者手掌

4. 皮肤缝合常用针是（　　）。
   A. 小圆针　　B. 矮胖针　　C. 大圆针　　D. 三角针　　E. 直针

5. 血管钳的用法错误的是(　　)。
   A. 拔出缝针　　　　　　　　B. 分离组织
   C. 钳夹出血点　　　　　　　D. 夹持切口边缘皮肤
   E. 夹持引带缚线

(王　琴,陈艳芳)

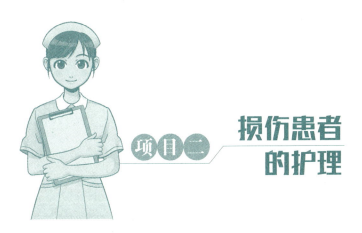

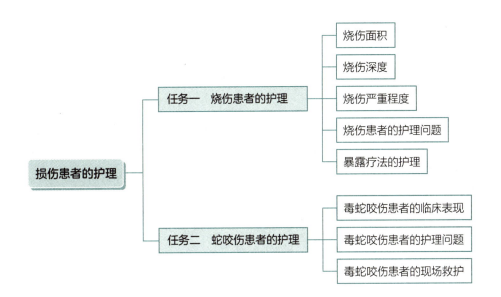

任务一　烧伤患者的护理

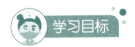

1. **知识目标**　能正确计算患者烧伤面积,评估烧伤程度,能正确说出烧伤患者的现场急救护理措施,以及包扎疗法与暴露疗法的适应证及护理要点。
2. **能力目标**　能正确判断不同类型及程度的烧伤患者应采取何种创面护理,并能合作完成暴露疗法护理。
3. **素质目标**　在护理过程中注重人文关怀,关爱患者,具有高度责任心及良好的护患沟通能力。

情景导入

患者王先生,50岁,体重60 kg,因火灾引发大面积烧伤急诊入院。体格检查:T 37℃,P 110次/分,R 24次/分,BP 126/88 mmHg。患者烦躁不安,呻吟,表情痛苦,面部、胸部、腹部有散在水疱区约4个半手掌大小,两上肢、右侧大腿遍布较大水疱,创面基底可见潮红。医生诊断为重度烧伤,临时医嘱:平衡盐溶液1 000 ml,静脉滴注,立即(st);留置尿管;创面处理及暴露疗法。

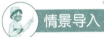

1. 分析该患者重度烧伤的依据。
2. 分析该患者主要存在的护理诊断/问题,并制定主要护理措施。
3. 护士遵医嘱为患者实施暴露疗法。

任务分析

烧伤泛指由热力、电流、化学物质等造成的组织损伤。"情景导入"中的伤者遇到了火灾,属于热力烧伤,临床上最为多见。

烧伤程度由烧伤面积和烧伤深度决定。

1. **烧伤面积的计算**　有2种方法,一种是中国新九分法(表2-1-1),另一种是手掌法。

(1) 新九分法：将人体全身体表面积划分为11个9%的等份，另加1%。头颈部为9%（1个9%）、躯干为27%（3个9%：腹侧13%、背侧13%、会阴1%）、双上肢为18%（2个9%）、双下肢为46%（5个9%+1%：双臀5%、双大腿21%、双小腿13%、双足7%；女性，臀加1%，足减1%）。儿童头较大，下肢相对短小，具体算法与成人不同。

(2) 手掌法：以患者自己的手掌测量其烧伤面积。不论年龄或性别，将其五指并拢、单掌的掌面面积即体表面积的1%。

表2-1-1 中国新九分法

部位		占成人体表面积(%)	占儿童体表面积(%)
头颈	头部 面部 颈部	3 3 3	9×1	9+(12-年龄)
双上肢	双手 双前臂 双上臂	5 6 7	9×2	9×2
躯干	躯干前 躯干后 会阴	13 13 1	9×3	9×3
双下肢	双臀 双大腿 双小腿 双足	5 21 13 7	9×5+1	9×5-(12-年龄)

注：成年女性的双臀和双足各占6%。

"情景导入"中的患者为男性成人，应按成人的新九分法加手掌法计算烧伤面积，即 4.5%+18%+10.5%=33%。

2. 烧伤深度　目前普遍采用三度四分法（表2-1-2），即Ⅰ度、浅Ⅱ度、深Ⅱ度、Ⅲ度。不同深度的烧伤，其组织损伤、局部表现均不一样。

表2-1-2 烧伤局部的临床特点

烧伤深度	组织损伤	局部表现
Ⅰ度	表皮浅层	皮肤红斑，干燥、灼痛，无水疱
浅Ⅱ度	表皮全层 真皮浅层	红肿明显，疼痛剧烈；有大小不一的水疱，疱壁薄，创面基底潮红
深Ⅱ度	真皮深层	水肿明显，痛觉迟钝，拔毛痛；疱较小，疱壁较厚，创面基底发白或红白相间
Ⅲ度	皮肤全层 皮下、肌肉或骨骼	痛觉消失，创面无水疱，干燥如皮革样坚硬，呈蜡黄或焦黄色，甚至炭化，形成焦痂，痂下可见树枝状栓塞的血管

"情景导入"中的王先生,烧伤处表现为较大水疱,基底潮红,且痛苦呻吟,应判断为浅Ⅱ度烧伤。

3. **根据烧伤严重程度判断(表2-1-3)** 按照烧伤的总面积和烧伤的深度将烧伤程度分为4类(通常情况下烧伤总面积的计算不包括Ⅰ度烧伤),即轻度烧伤、中度烧伤、重度烧伤和特重烧伤。

表2-1-3 烧伤严重程度判断

烧伤程度	判断标准
轻度烧伤	Ⅱ度烧伤总面积10%以下
中度烧伤	Ⅱ度烧伤面积11%~30%,或Ⅲ度烧伤面积10%以下
重度烧伤	烧伤总面积31%~50%,或Ⅲ度烧伤面积11%~20%;或总面积、Ⅲ度烧伤面积虽未达到上述范围,但已发生休克、吸入性损伤或有较重复合伤者
特重烧伤	烧伤总面积50%以上,或Ⅲ度烧伤面积20%以上,或存在较重的吸入性损伤、复合伤等

"情景导入"中的王先生,烧伤面积是33%,为浅Ⅱ度烧伤,符合重度烧伤程度。

烧伤患者常见的护理诊断主要是体液不足、疼痛、皮肤完整性受损、有窒息的危险等,应及时给予止痛、补液、吸氧等护理措施。

"情景导入"中的患者由于存在着大面积烧伤且有面部烧伤,暴露疗法是必不可少的护理措施。

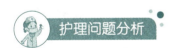

"情景导入"中的王先生存在着大面积烧伤,面部、胸部、腹部有水疱,两上肢、右侧大腿遍布较大水疱,说明烧伤创面渗出液过多,存在体液丧失,烦躁不安,呻吟,表情痛苦。因此,评估王先生存在以下主要护理诊断/问题,其中"体液不足"为首优护理问题。

1. **体液不足** 与烧伤创面渗出液过多、血容量减少有关。
2. **有窒息的危险** 与头面部、呼吸道或胸部等烧伤有关。
3. **疼痛** 与烧伤造成神经末梢裸露及水肿有关。
4. **皮肤完整性受损** 与烧伤导致组织破坏有关。
5. **有感染的危险** 与皮肤完整性受损有关。
6. **悲伤** 与烧伤后毁容、肢残及躯体活动障碍有关。

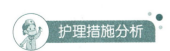

根据患者目前的病情,护士应给予及时有效的护理措施,保持呼吸道通畅,吸氧,立即开通2~3条静脉通道予补液,防止休克,加强创面护理,防治感染等。

1. **保持呼吸道通畅** 密切观察呼吸情况,鼓励患者深呼吸,用力咳嗽、咳痰;及时清除口鼻分泌物,定时协助翻身、叩背。出现气道分泌物多、咳痰困难时,应及时吸痰,必要时经气管插管或气管切开行机械辅助通气。

2. **给氧** 用鼻导管或面罩给氧,氧浓度40%左右,氧流量4～5 L/min。

3. **预防休克** 稳定患者情绪、镇静和止痛。伤后应尽早建立静脉通道,尽快实施补液方案。

4. **静脉补液的护理**

(1) 烧伤补液要求:详见表2-1-4。

表2-1-4 烧伤补液要求

补液量	烧伤后第1个24小时	补液量=体重(kg)×1.5 ml+2 000 ml
	烧伤后第2个24小时	补液量为第1个24小时计算量的一半 生理需要量不变
液体种类	晶体液首选平衡盐液,胶体液首选血浆(总量不超过1 000 ml) 生理需要量常用5%～10%葡萄糖液补充	
液体比例	胶体溶液:晶体(电解质)溶液=1:2	
补液速度	首个8小时内输入上述总量的1/2,其余在而后的16小时内输完	
补液原则	先晶后胶、先盐后糖、先快后慢、晶体液和胶体液交替输入	

(2) 维持有效循环血容量:快速补液,依据尿量、血压、中心静脉压等指标及时判断血容量是否补足。

5. **暴露疗法的护理** 护理重点是保持创面干燥,控制室温在28～32℃,相对湿度在40%左右。创面可涂1%磺胺嘧啶银霜、碘伏等外用药物。

6. **防治感染** 遵医嘱合理使用抗生素,注意观察全身情况及创面变化。采取必要的消毒隔离措施,防止交叉感染。

7. **营养支持** 予以高蛋白、高能量、高维生素、清淡易消化饮食。

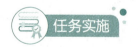

一、暴露疗法护理操作流程

暴露疗法护理操作流程见表2-1-5。

表2-1-5 暴露疗法护理操作流程

(一) 操作前的准备工作	
1. 素质要求	鞋帽、服装整洁,举止端庄,态度亲切
2. 核对	患者姓名、床号、住院号
3. 评估	(1) 评估烧伤面积、深度、部位 (2) 评估环境:清洁舒适、温暖、干燥 (3) 评估患者病情、意识、受伤时间、原因、性质、疼痛程度、心理状况等

任务一 烧伤患者的护理

(续表)

4. 操作前准备	(1) 护士：洗手、戴口罩 (2) 环境：安静整洁、明亮，室内温湿度适宜 (3) 患者：意识清楚、情绪稳定，能否配合 (4) 物品：治疗车、治疗盘、治疗碗、治疗巾、1%磺胺嘧啶银霜、碘伏、其他抗菌药物（根据医嘱准备）、棉签、消毒敷料、无菌手套、无菌剪刀、灭菌油纱条、无菌剃毛刀、一次性注射器、烧伤防护架、约束带（必要时）、温度计、湿度计、手消毒液、生活垃圾桶、医用垃圾桶等，按取用顺序摆放，注意检查包装及有效期
(二)操作步骤	
1. 暴露前准备	(1) 患者入住病房前进行彻底空气、地面消毒 (2) 床单、被套等均经高压蒸汽灭菌处理，其他室内物品每日用消毒液擦拭消毒，便器用消毒液浸泡 (3) 调节室内温度 28～32℃，湿度 40%～50%
2. 暴露疗法护理	(1) 携用物至患者床旁，核对患者姓名、床号、住院号。说明操作目的，取得患者配合，必要时围帘遮挡 (2) 取合适体位，暴露烧伤部位，注意局部保暖。采取斜坡仰卧位，双腿分开，胸腹部垫海绵垫 (3) 配合医生处理创面：剃除烧伤部位毛发、冲洗创面、涂药等 (4) 根据烧伤部位，选择大小适宜的烧伤防护架保护创面 (5) 定时翻身，交替暴露受压创面 (6) 观察：观察全身情况及创面变化，询问患者感受 (7) 向患者及家属交代注意事项，整理床单位，清理用物
(三)操作后处理	
1. 用物处置	治疗盘、治疗车擦拭后归回原位，一次性用物分类弃于垃圾桶内，治疗碗、剪刀等送供应室集中清洗消毒
2. 护士	洗手，脱口罩，记录
3. 日常护理	(1) 病房每天用紫外线消毒2次，地面、床旁椅、床头柜用含氯消毒剂擦拭消毒2次，严格控制陪护及探视，保持空气流通，每天开窗通风2次 (2) 创面有渗出物，随时用消毒棉球或纱布吸干，保持创面干燥。床单或纱布垫如浸湿应随时更换。若发现痂下有感染，应立即去痂引流，清除坏死组织 (3) 定时翻身或使用翻身床，交替暴露受压创面，避免创面长时间受压而影响愈合 (4) 创面已结痂时注意避免痂皮裂开引起出血或感染

二、注意事项

（1）严格消毒隔离制度，严格控制陪护及探视。

（2）保持创面干燥，渗出期应定时以消毒敷料吸去创面过多的渗出物，表面涂以抗菌药物，以减少细菌繁殖，避免形成厚痂。

（3）定时翻身或使用翻身床，交替暴露受压创面，防止创面受压时间过长，引流不畅导致感染及压疮形成。关节部位避免过度活动，防止痂皮破裂出血引起感染。防止被服与创面的接触，注意保暖。

（4）防止大小便污染创面，注意正常皮肤的清洁，预防痱子、毛囊炎、疖的发生。

(5) 加强创面观察,若出现创面发红、干湿不均,创面呈渣样改变或浸渍,闻及腐臭味等异常现象,应及时报告医师做出处理。

(6) 创面已结痂时注意避免痂皮裂开引起出血或感染。极度烦躁或意识障碍者,适当约束肢体,防止抓伤。

(7) 使用远红外线照射仪进行直接的创面照射,但应注意温度及与创面的距离,以免局部温度过高发生新的创伤等。

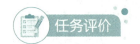

任务评价详见表2-1-6。

表2-1-6 任务评价

任务	评价内容	评价标准	分值
分析主要护理问题及护理措施	护理问题（10分）	1. 有窒息的危险 与头面部、呼吸道或胸部等部位烧伤有关	3分
		2. 体液不足 与烧伤创面渗出液过多、血容量减少有关	2分
		3. 皮肤完整性受损 与烧伤导致组织破坏有关	2分
		4. 有感染的危险 与皮肤完整性受损有关	2分
		5. 悲伤 与烧伤后毁容、肢残及躯体活动障碍有关	1分
	护理措施（20分）	1. 保持呼吸道通畅	5分
		2. 给氧	3分
		3. 静脉补液的护理	5分
		4. 暴露疗法的护理	3分
		5. 防治感染	2分
		6. 营养支持	2分
暴露疗法的护理	操作前准备（10分）	1. 素质要求:服饰整洁,举止端庄,态度亲切	2分
		2. 核对:姓名、床号、住院号	2分
		3. 评估:评估烧伤面积、深度、部位、病房环境、患者病情、意识、受伤时间、原因、性质、疼痛程度、心理状况等	2分
		4. 操作前准备:护士洗手、戴口罩;环境安静整洁,室内温湿度适宜;患者能配合;物品准备齐全	4分
	操作步骤（50分）	1. 暴露前准备:环境、物品的消毒,温湿度适宜	10分
		2. 再次核对,解释,取得患者配合	5分
		3. 患者体位合适	5分
		4. 配合医生进行创面处理	5分
		5. 选择大小适宜的烧伤防护架,保护创面	5分

(续表)

任务	评价内容	评价标准	分值
		6. 定时翻身	5分
		7. 观察患者全身情况及创面变化	5分
		8. 交代注意事项	5分
		9. 整理床单位	5分
	操作后处置（5分）	1. 洗手、脱口罩、记录	2分
		2. 用物处置规范	1分
		3. 日常护理	2分
	整体规范性（5分）	动作规范,轻柔,严格无菌操作	5分
评价总分			100分

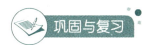

单选题

1. 患者,男性,20岁,头颈及胸腹部烧伤,按中国新九分法计算其烧伤面积是(　　)。
   A．18%　　　　　　　　　　B．22%
   C．25%　　　　　　　　　　D．30%
   E．35%

2. 大面积烧伤患者24小时内主要的护理措施是(　　)。
   A．镇静止痛　　　　　　　　B．心理护理
   C．预防感染　　　　　　　　D．保持呼吸道通畅
   E．保证液体输入

3. 大面积烧伤患者抗休克治疗常用的是(　　)。
   A．平衡盐溶液　　　　　　　B．碳酸氢钠等渗盐水
   C．中分子右旋糖酐　　　　　D．低分子右旋糖酐
   E．血浆

4. 患者,男性,19岁。不慎被开水烫伤右前臂,局部疼痛,水疱破裂,基底潮湿发红。患者烧伤的深度是(　　)。
   A．Ⅰ度　　　　　　　　　　B．浅Ⅱ度
   C．深Ⅱ度　　　　　　　　　D．Ⅲ度
   E．深Ⅱ度和Ⅲ度

5. 烧伤患者的急救转送,不正确的是(　　)。
   A．先抗休克,平稳后再转送
   B．远途转送,途中持续输液

C．为稳定病情,转送时给冬眠药物

D．汽车转送时,患者头后足前卧位

E．抬送患者上下楼时头朝下方

6. 头面部广泛烧伤的护理,不妥当的是( )。
   A．避免耳廓受压
   B．鼻黏膜涂液状石蜡
   C．双眼使用眼药膏
   D．宜用暴露疗法
   D．宜取平卧位

7. 头面部烧伤,应特别警惕( )。
   A．眼部烧伤
   B．耳部烧伤
   C．鼻部烧伤
   D．呼吸道烧伤
   E．消化道烧伤

8. 烧伤暴露疗法的优点,不包括( )。
   A．便于创面的用药
   B．便于患者的活动
   C．便于观察创面的变化
   D．避免换药的痛苦
   E．利于创面的干燥

9. 大面积烧伤患者输液中判断血容量已补足,简便、可靠的依据是( )。
   A．尿量 30 ml/h 以上
   B．脉搏 120 次/分以下
   C．收缩压 90 mmHg 以上
   D．中心静脉压正常
   E．患者安静,肢体温暖

10. 患者刘某,男性,36 岁。大面积烧伤合并呼吸道烧伤 7 小时,现神志淡漠,面色苍白,皮肤湿冷,P 110 次/分,BP 60/40 mmHg,尿量 10 ml/h。该患者护理诊断不包括( )。
    A．皮肤完整性受损
    B．有感染的危险
    C．有窒息的危险
    D．体液不足
    E．知识缺乏

(卢小菊,刘　盈)

任务二　蛇咬伤患者的护理

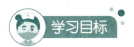

1. **知识目标**　能正确说出毒蛇咬伤患者的护理措施、处理原则及注意事项。
2. **能力目标**　对蛇咬伤患者能快速有效地实施初步紧急救护。
3. **素质目标**　在护理过程中注重人文关怀,具有高度责任心和爱护患者观念,能与患者进行有效沟通。

情景导入

患者吴先生,55岁,已婚,务农。1小时前在野外不慎右手臂被蛇咬伤,伤口局部有一对大而深的牙痕,刺痛明显,随后产生局部肿胀并向上蔓延,随即表现为头晕、眼花、恶心、呕吐一次,呕吐物为胃内容物,无呼吸困难和血尿。患者就地立即拨打"120"急救电话,急诊科护士及医生立即出诊。医护人员到达现场后,为患者诊治,初步判断为毒蛇咬伤,立即给予伤肢绑扎、开通静脉通道补液、伤口排毒、冰敷等处理。体格检查:T 36.1℃,P 90次/分,R 22次/分,BP 174/112mmHg,急性病容,神清。患者自诉疼痛明显,口渴,乏力。初步处理后紧急转送医院。

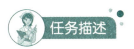

1. 分析患者目前存在的主要护理诊断/问题,并制定相应的护理措施。
2. 护士为患者实施伤肢绑扎救护。

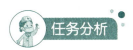

蛇分为无毒蛇和毒蛇,蛇咬伤常见于南方的夏秋两季。无毒蛇咬伤,只在局部皮肤表面留下两排对称的细小齿痕,轻度刺痛,无生命危险;毒蛇咬伤后,局部皮肤常伴有一对大而深的牙痕,蛇毒注入体内,引起全身中毒症状,甚至有生命危险,因此须及时处理。在伤口上方绑扎,阻断毒素吸收;伤口局部抽吸、冲洗、清创,促进毒素排出;伤口周围用胰蛋白酶局部封闭,破坏蛇毒;使用解蛇毒中成药口服及局部敷贴;尽早使用抗蛇毒血清,对已明确毒蛇种类的咬伤首选针对性强的单价血清;使用破伤风抗毒素和抗生素防治感染;快速、大量静脉输液或用呋塞米或甘露醇等利尿剂,加快蛇毒排出,减轻中毒症状;积极抗休克,改善出血倾向。

"情景导入"中的吴先生目前存在疼痛、体液不足、有受伤危险、知识缺乏等护理问题,应迅速绑扎伤肢、清创、伤口局部封闭、外敷蛇药、冰敷患肢、静脉输液等处理。

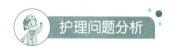

"情景导入"中的吴先生被毒蛇咬伤部位疼痛明显,肿胀,存在口渴、呕吐等体液丢失现象,因此评估吴先生存在以下主要护理诊断/问题,其中"急性疼痛"为首优护理问题。

1. **急性疼痛**　与右手臂被毒蛇咬伤有关。
2. **体液不足**　与恶心、呕吐致体液丢失有关。
3. **有受伤的危险**　与头晕、乏力、血压高有关。
4. **知识缺乏**　与缺乏蛇咬伤相关处理知识有关。
5. **潜在并发症**:全身多脏器衰竭等。

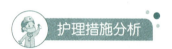

根据目前吴先生的病情,应给予及时有效的护理措施。

1. **患肢制动**　患肢制动、放置低垂位,切忌奔跑。立即用布带或止血带在伤肢的近心端伤口上方绑扎,以阻断淋巴、静脉回流,每隔15～30分钟松开1～2分钟。
2. **局部冷敷**　减轻疼痛,减慢毒素吸收,降低毒素活性。使用冰袋冷敷,持续24～36小时。
3. **伤口排毒**　使用0.05％高锰酸钾溶液或3％过氧化氢溶液反复冲洗伤口,清除残留的毒牙及污物。伤口较深者,可切开或以三棱针扎刺伤口周围皮肤(若伤口流血不止,则不宜切开),再以拔火罐、吸乳器等进行抽吸,促使毒液流出,并将肢体放在低位,以利于伤口渗液引流。
4. **伤口护理**　使用胰蛋白酶＋普鲁卡因或注射用水20ml做局部环形封闭,降解蛇毒。也可给予抗蛇毒药物外敷。
5. **迅速建立静脉通道**　遵医嘱,尽早使用抗蛇毒血清、利尿药、快速大量输液等以中和毒素、促进毒素排出。遵医嘱注射破伤风抗毒素。
6. **伤口护理**　保持创面清洁,注意观察伤口渗血、渗液情况。经彻底清创后,伤口可用1∶5000高锰酸钾或高渗盐水溶液湿敷,有利于引流毒液和消肿。
7. **严密观察**　密切监测生命体征、意识、面色、尿量及伤肢温度的变化等。补液时注意观察心肺功能,以防肺水肿。若患者出现血红蛋白尿,遵医嘱予以5％碳酸氢钠静脉输入,以碱化尿液。使用抗蛇毒血清时,密切观察患者有无畏寒、发热、胸闷、气促、腹痛不适、皮疹等过敏症状。
8. **营养支持**　给予高能量、高蛋白、高维生素、易消化饮食,鼓励患者多饮水,忌饮酒、浓茶、咖啡等刺激性饮料,以免促进血液循环而加快毒素吸收。

9. **心理护理** 安慰患者,告知毒蛇咬伤的治疗方法及治疗效果,帮助患者树立战胜疾病的信心,以减轻恐惧,保持情绪稳定,积极配合治疗和护理。

10. **健康教育** 宣传毒蛇咬伤的有关知识,强化自我防范意识。在野外作业时,做好自我防护措施,如佩戴帽子、穿长衣长裤、穿雨靴、佩戴橡胶手套等,随身携带解蛇毒药片,以备应急使用。

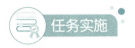

一、伤肢绑扎救护措施

伤肢绑扎救护措施见表2-2-1。

表2-2-1 伤肢绑扎救护措施

	(一)操作前的准备工作
1. 素质要求	鞋帽、服装整洁,举止端庄,态度亲切
2. 核对	姓名、性别、年龄,明确患者患侧位置
3. 评估	(1) 患者年龄、意识、合作能力 (2) 患者蛇咬伤处皮肤黏膜情况
4. 操作前准备	(1) 护士:洗手、戴口罩 (2) 环境:安全 (3) 患者:取坐位或斜坡卧位,患肢下垂 (4) 物品:止血带或布带
	(二)操作步骤
1. 解释核对	(1) 携急救用物至患者旁,核对患者,明确患侧位置,说明操作目的,取得患者配合。 (2) 协助患者取坐位或斜坡卧位,患肢下垂
2. 绑扎	(1) 在伤肢的近心端,伤口上方用止血带或布带绑扎 (2) 检查绑扎松紧度,以阻断淋巴、静脉回流为度 (3) 每15~30分钟要松开1~2分钟,以免发生肢体循环障碍 (4) 观察伤肢肢端颜色、皮肤温度、动脉搏动强弱情况 (5) 向患者交代注意事项
	(三)操作后处理
1. 患者	保持伤肢位置放低,制动,观察伤肢皮肤颜色、皮肤温度,定时松解止血带。配合紧急转送医院
2. 护士	洗手,记录,整理用物

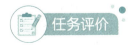

任务评价详见表2-2-2。

表 2-2-2 任务评价

任务	评价内容	评 价 标 准	分值
分析主要护理问题及护理措施	护理问题（10分）	1. **急性疼痛** 与右手臂被毒蛇咬伤有关	3分
		2. **体液不足** 与恶心、呕吐致体液丢失有关	2分
		3. **有受伤的危险** 与头晕、眼花、血压高有关	2分
		4. **知识缺乏** 与缺乏蛇咬伤相关处理知识有关	2分
		5. **潜在并发症**：全身多脏器衰竭等	1分
	护理措施（20分）	1. 伤肢绑扎	5分
		2. 局部冷敷	3分
		3. 伤口排毒	2分
		4. 破坏毒素	2分
		5. 伤口护理	3分
		6. 迅速建立抗毒排毒静脉通道	3分
		7. 营养支持、病情观察、健康宣教	2分
伤肢绑扎	操作前准备（10分）	1. 素质要求：服饰整洁，举止端庄	1分
		2. 核对：姓名、性别、年龄，明确患者患侧位置	2分
		3. 评估：患者年龄、意识、病情、合作能力、相关知识知晓度等	2分
		4. 操作前准备：护士洗手、戴口罩；环境安全；患者体位适宜；物品准备齐全	5分
	操作步骤（50分）	1. 携急救用物至患者旁，核对患者，明确患侧位置，说明操作目的，取得患者配合	5分
		2. 协助患者取坐位或斜坡卧位，患肢下垂	5分
		3. 在伤肢的近心端，伤口上方用止血带或布带绑扎	10分
		4. 检查绑扎松紧度，以阻断淋巴、静脉回流为度	10分
		5. 每15~30分钟要松开1~2分钟，以免发生肢体循环障碍	10分
		6. 观察伤肢肢端颜色、皮肤温度、动脉搏动强弱情况	5分
		7. 向患者交代注意事项	5分
	操作后处置（5分）	1. 保持伤肢位置放低，制动，观察伤肢皮肤颜色、皮肤温度，定时松解止血带。配合紧急转送医院	3分
		2. 洗手，记录，整理用物	2分
	整体规范性（5分）	动作规范，绑扎方法正确	5分
		评价总分	100分

巩固与复习

单选题

1. 野外毒蛇咬伤时局部早期紧急处理有效的措施是（　　）。
   A．奔跑　　　　　　　　　　B．拔出毒牙
   C．伤口远心端绑扎肢体　　　　D．局部伤口烧灼
   E．局部封闭

2. 银环蛇咬伤致死的主要原因是（　　）。
   A．循环衰竭　　　　　　　　B．DIC
   C．呼吸衰竭　　　　　　　　D．肾衰竭
   E．肝功能衰竭

3. 若被毒蛇咬伤需包扎，应包扎在伤口的（　　）。
   A．近心端　　　　　　　　　B．远心端
   C．伤口正中　　　　　　　　D．以上均可选
   E．以上都不是

4. 毒蛇咬伤后以下局部处理错误的是（　　）。
   A．早起绑扎　　　　　　　　B．扩创排毒
   C．艾灸法　　　　　　　　　D．局部冰敷
   E．局部封闭

（徐　航，阳绿清）

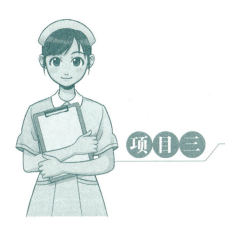

项目三 颅脑疾病患者的护理

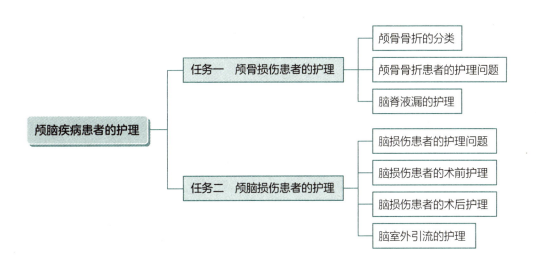

任务一　颅骨损伤患者的护理

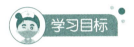

1. **知识目标**　能正确说出颅骨损伤患者的护理措施及脑脊液漏患者护理要点及注意事项。
2. **能力目标**　正确判断颅骨损伤患者的护理问题,独立完成颅内压增高、脑脊液漏的护理措施。
3. **素质目标**　在护理过程中注重人文关怀,具有高度责任心及良好的护患沟通能力。

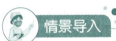

患者张女士,20岁,因"摔伤致恶心呕吐5小时"非急诊入院。患者家属代诉于5小时前患者不慎从电动车上摔下,头部着地,当时即出现一过性昏迷,无抽搐。清醒后患者出现呕吐,为胃内容物,量约500 ml。体格检查:T 36.9℃,P 90次/分,R 20次/分,BP 100/52 mmHg,神志清醒,体格检查合作,站立时鼻腔有少许血性液体流出,卧位时流入口腔。左侧额颞部压痛明显。初步诊断:脑脊液鼻漏,前颅底骨折,左侧额颞部头皮血肿。

任务描述

分析该患者目前存在的主要护理诊断/问题,并制定相应的护理措施。

任务分析

颅骨骨折是指颅骨受暴力作用致颅骨结构的改变。其严重性并不在于骨折本身,而在于可能同时存在颅内血肿和脑、神经、血管损伤而危及生命。颅骨骨折按其部位分为颅盖骨折与颅底骨折;按骨折形态分为线形骨折、凹陷骨折(粉碎性骨折多呈凹陷性,一般列入凹陷骨折);依骨折部位是否与外界相通分为闭合性骨折和开放性骨折。颅底骨折可由颅骨骨折线延伸或由强烈的间接性暴力作用所致,常为线形骨折。暴力作用的部位和方向与颅底骨折线的走向有一定规律,依发生部位可分为:颅前窝骨折,表现为眶周及球结膜下淤血斑,脑脊液鼻漏,可合并嗅神经损伤症状;颅中窝骨折,表现为乳突部皮下淤血斑,脑脊液鼻漏、耳漏,常合并面神经、听神经损伤症状;颅后窝骨折,可出现乳突部及枕下区皮下瘀斑,偶尔合并舌咽神经、迷走神经、副神经、舌下神经损伤症状。脑积液漏是指脑脊液经由鼻腔或开放创口流出,是颅脑损伤的严重并发症,可导致颅内感染。其发生率为2‰～9‰,好发于颅底骨折。头颅CT检查可明确骨折部位和病情。

单纯骨折一般无需特殊治疗,主要治疗脑损伤和脑脊液漏,以预防感染为主。脑脊液漏超过1个月仍不愈者,可手术修补硬脑膜。如有碎片压迫脑神经,因尽早予手术去骨片并减压。如何评估和判断患者存在的主要护理诊断/问题?应该采取哪些有效的护理措施?让我们通过学习,正确掌握颅骨损伤患者的护理知识和技能,运用护理程序对颅骨损伤患者实施整体护理。

"情景导入"中的张女士目前存在头痛、脑积液鼻漏、体液不足、潜在并发症颅内感染等护理问题,应及时实施吸氧、补液、降低颅内压,做好脑积液鼻漏护理及手术准备等护理措施,以减轻脑水肿,降低颅内压,预防颅内感染。

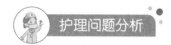

"情景导入"中的张女士,有恶心呕吐,双侧瞳孔等大等圆,直径为2 mm,对光反射迟钝,存在体液丧失现象及颅内高压,站立时鼻腔有少许血性液体流出,提示有脑脊液鼻漏。因此,对张女士评估存在以下主要护理诊断/问题,其中"疼痛"为首优护理问题。

1. 疼痛　与头部受伤、颅内压增高有关。
2. 体液不足　与呕吐、脑积液鼻漏有关。
3. 潜在并发症:颅内感染。
4. 有窒息的危险　与脑积液鼻漏有关。

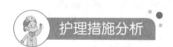

根据目前张女士的病情,护士应给予及时有效的护理措施,采取抬高床头30°、患侧卧位,遵医嘱应用甘露醇等脱水药等措施,以降低颅内压,缓解患者的疼痛;补充液体,以维持患者体液平衡和营养所需;密切观察患者的病情变化,预防并及时处理并发症,尤其是警惕发生脑疝;必要时做好术前准备工作。

(1) 迅速评估患者病情:观察患者的意识、瞳孔、生命体征及四肢肌力变化,判断有无脑疝、休克、复合伤等。

(2) 建立静脉通路,维持有效循环血量;静脉滴注20%甘露醇250 ml等脱水药物治疗。

(3) 保持呼吸道通畅,吸氧。

(4) 做好脑脊液漏护理,禁止填塞、滴药、鼻饲和鼻腔吸痰等操作;指导患者取患侧或平卧位,说服患者禁止手掏、堵塞鼻腔和耳道,应尽量减少用力咳嗽、打喷嚏等动作,防止发生颅内感染和积气。

(5) 迅速完善各项术前准备工作。

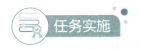

一、脑脊液漏的护理操作

脑脊液漏的护理操作流程见表3-1-1。

表3-1-1 脑脊液漏的护理操作流程

	（一）操作前的准备工作
1. 素质要求	鞋帽、服装整洁，举止端庄，态度亲切
2. 核对	患者姓名、床号、住院号
3. 评估	（1）评估脑脊液漏的原因、部位、程度及持续时间，脑脊液的量、颜色、性状，有无出血、感染。了解是否存在加重或缓解脑脊液的漏出 （2）评估有无头痛、头昏等低颅压症状 （3）患者和家属对脑脊液漏知识的知晓度
4. 操作前准备	（1）护士：洗手、戴口罩 （2）环境：室内清洁、明亮 （3）患者：取半坐卧位，头偏向患侧，目的是借助重力作用使脑组织移向颅底，使脑膜逐渐形成粘连而封闭脑膜破口，待脑脊液漏停止3～5日后可改平卧位。如果脑脊液外漏多，取平卧位，头稍抬高，以防颅内压过低 （4）物品：治疗车、治疗盘、治疗碗、生理盐水、消毒棉球、医用垃圾桶，按取用顺序摆放，注意检查包装及有效期
	（二）操作步骤
1. 清洁、消毒	（1）携用物至患者床旁，核对患者姓名、床号、住院号。说明操作目的，取得患者配合 （2）协助患者取体位：取半坐卧位，头偏向患侧 （3）打开棉球包装，倒入生理盐水 （4）用无菌镊子夹取生理盐水棉球清洁、消毒鼻前庭或外耳道，每日2次，避免棉球过湿导致液体逆流至颅内；在外耳道口或鼻前庭疏松放置干棉球，棉球渗湿及时更换，并记录24小时浸湿的棉球数，以此估计漏出液量
2. 观察病情	（1）观察患者鼻腔、耳道流出淡红色液体流出 （2）向患者及家属交代注意事项，整理床单位，清理用物
	（三）操作后处理
1. 用物处置	治疗盘、治疗车擦拭后归回原位，一次性用物分类弃于垃圾桶内，治疗碗、弯盘等送供应室集中清洗消毒
2. 护士	洗手，脱口罩，记录
3. 日常护理	观察患者鼻腔、耳道流出淡红色液体流出，但需要鉴别血性脑脊液与血性渗液。可将红色液体滴在白色滤纸上，在血迹外有较宽的月晕样淡红色浸渍圈，则为脑脊液。同时询问患者是否经常有腥味液体流至咽部，以便发现脑脊液漏

二、注意事项

1. **鉴别脑脊液** 患者鼻腔、耳道流出淡红色液体,可怀疑为脑脊液漏,但需要鉴别血性脑脊液与血性渗液。可将红色液体滴在白色滤纸上,在血迹外有较宽的月晕样淡红色浸渍圈,称为脑脊液;可根据脑脊液中含糖而鼻腔分泌物中不含糖的原理,用尿糖试纸或葡萄糖定量检测,以鉴别血性脑脊液与鼻腔分泌物。有时颅底骨折伤及颞骨岩部,且骨膜及脑膜均已破裂但鼓膜尚完整时,脑脊液可经耳咽管流至咽部进而被患者咽下,故应观察并询问患者是否经常有腥味液体流至咽部,以便发现脑脊液漏。

2. **严格体位管理** 取半坐卧位,头偏向患侧,目的是借助重力作用使脑组织移向颅底,使脑膜逐渐形成粘连而封闭脑膜破口,待脑脊液漏停止3～5日后可改平卧位。如果脑脊液外漏多,取平卧位,头稍抬高,以防颅内压过低。

3. **预防脑脊液逆流** 禁忌堵塞、冲洗、滴药入鼻腔和耳道,脑脊液鼻漏者,严禁经鼻腔置管(胃管、吸痰管、鼻导管等),禁忌行腰椎穿刺。避免用力咳嗽、打喷嚏和擤鼻涕;避免挖耳、抠鼻;避免屏气排便,以免鼻窦或乳突气房内的空气被压入颅内,引起气颅或颅内感染。

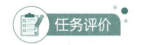

任务评价详见表3-1-2。

表3-1-2 任务评价

任务	评价内容	评价标准	分值
分析主要护理问题及护理措施	护理问题(10分)	**1. 头痛** 与头部受伤、颅内压增高有关	4分
		2. 体液不足 与呕吐、脑积液鼻漏有关	2分
		3. 潜在并发症:颅内感染	2分
		4. 有窒息的危险 与脑积液鼻漏有关	2分
	护理措施(20分)	1. 观察患者的意识、瞳孔、生命体征及四肢肌力变化,鉴别脑脊液:患者鼻腔、耳道流出淡红色液体,可怀疑为脑脊液漏	5分
		2. 取半坐卧位,头偏向患侧	3分
		3. 建立静脉通路,维持有效循环血量	2分
		4. 保持呼吸道通畅,吸氧	2分
		5. 做好脑积液漏护理	3分
		6. 静脉滴注20%甘露醇250 ml等脱水药物治疗	3分
		7. 遵医嘱做好术前准备	2分
脑脊液漏护理	操作前准备(10分)	1. 素质要求:服饰整洁,举止端庄,态度亲切	2分
		2. 核对:姓名、床号、住院号	5分
		3. 评估:患者年龄、意识、病情、合作能力、相关知识知晓度等	3分

(续表)

任务	评价内容	评价标准	分值
操作步骤 （55分）		1. 做好解释，取得配合	5分
		2. 鉴别脑脊液：患者鼻腔、耳道流出淡红色液体，可怀疑为脑脊液漏	10分
		3. 体位：取半坐卧位，头偏向患侧	5分
		4. 局部清洁消毒：清洁、消毒鼻前庭或外耳道，每日2次	15分
		5. 预防脑脊液逆流：禁忌堵塞、冲洗、滴药入鼻腔和耳道	5分
		6. 避免用力咳嗽、打喷嚏和擤鼻涕；避免挖耳、抠鼻；避免屏气排便，以免鼻窦或乳突气房内的空气被压入颅内，引起气颅或颅内感染	10分
		7. 用药护理：遵医嘱应用抗生素及TAT或破伤风类毒素	5分
整体规范性 （5分）		动作规范	5分
		评价总分	100分

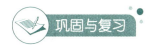

一、单选题

1. 治疗急性颅内压增高的首选药物是（　　）。
   A．50%葡萄糖注射液　　　　B．20%甘露醇
   C．25%山梨醇　　　　　　　D．地塞米松
   E．呋塞米

2. 颅内压持续增高，颅内代偿能力丧失出现颅高压脑危象，脑危象表现包括（　　）。
   A．剧烈头痛，频繁呕吐　　　B．一侧肢体肌力下降
   C．意识改变　　　　　　　　D．一侧瞳孔散大
   E．以上都是颅内压增高

3. 下列哪项与枕骨大孔疝无关？（　　）
   A．早期出现剧烈头痛、呕吐
   B．明显的Cushing反应
   C．早期出现意识障碍和瞳孔改变
   D．幕下占位性病变
   E．以延髓急性损害表现为主

4. 单纯颅底骨折的临床表现哪项除外？（　　）
   A．脑脊液漏　　　　　　　　B．偏瘫
   C．熊猫眼征　　　　　　　　D．上眼睑下垂
   E．乳突区瘀斑

5. 脑外伤患者出现下列哪项提示后颅窝骨折？（　　）

A．脑脊液鼻漏　　　　　　　　B．脑脊液耳漏
C．吞咽咳嗽反射障碍　　　　　D．熊猫眼
E．眼睑下垂

二、看图回答

1. 根据图3-1-1,判断颅底骨折的类型。

2. 请描述此类颅底骨折的典型症状。

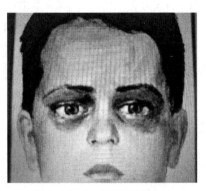

图3-1-1　颅底骨折患者

（刘　红）

任务二　颅脑损伤患者的护理

学习目标

1. **知识目标**　能正确说出颅脑损伤患者的护理措施及脑室外引流、亚低温冬眠疗法的护理目的、操作要点及注意事项。
2. **能力目标**　正确判断颅脑损伤患者的护理问题,独立完成脑室外引流、亚低温冬眠疗法的护理。
3. **素质目标**　在护理过程中注重人文关怀,具有高度责任心及良好的护患沟通能力。

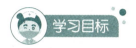

> 患者黄女士,20岁,因"车祸致昏迷,头面部流血2小时"急诊入院。患者骑电动车时被卡车撞倒,摔伤头部,当时昏迷,头面部多发流血,急诊拟"特重型颅脑损伤"收治入院。体格检查:T 35.5℃,P 60次/分,呼吸机辅助呼吸12次/分,BP 102/66 mmHg,深昏迷,不能言语,被动体位,体格检查不合作。双侧瞳孔散大,直径约5 mm,对光反射消失;鼻腔无异常分泌物流出。初步诊断:特重型颅脑损伤(①双侧大脑、小脑弥漫性损伤水肿;②右颞顶骨、左顶骨多发骨折;③右额、颞、顶部硬膜下血肿;④外伤性蛛网膜下隙出血),急诊手术,术后留置脑室外引流管,患者处于深昏迷状态,高热。

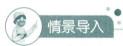

1. 分析该患者目前存在的主要护理诊断/问题,并制定相应的护理措施。
2. 患者术后留置脑室引流管,护士完成更换引流袋的护理。

任务分析

脑损伤是颅脑损伤中最为严重、最易导致患者出现神经功能障碍的损伤。根据脑损伤发生的时间和机制分类分为原发性脑损伤和继发性脑损伤。前者指暴力作用于头部时立即发生的脑损伤,如脑震荡、脑挫裂伤;后者指头部受伤一段时间后出现的脑受损病变,主要有脑水肿和颅内血肿;按伤后脑组织与外界是否相通分为闭合性脑损伤和开放性脑损伤。凡硬脑膜完整的脑损伤均属闭合性脑损伤,多为头部接触钝性物体或间接暴力所致;有硬脑膜破裂、脑组织与外界相通者为开放性脑损伤,多由锐器或火器直接造成,常伴有头皮裂伤和颅骨骨折。如何评估和判断患者存在的主要护理诊断/问题?采取哪些有效的护理措施?通过学习,让我们正确掌握脑损伤患者的护理知识和技能,运用护理程序对脑损伤患者实施整体护理。

影像学检查CT能清楚地显示脑挫裂伤的部位、范围和程度,是目前最常用、最有价值的检查手段。X线检查可了解有无骨折,对着力部位、致伤机制、伤情判断有一定意义;腰椎穿刺检查脑脊液是否含血,可与脑震荡相鉴别。同时可测定颅内压或引流血性脑脊液以减轻症状。但对颅内压明显增高者,禁用腰椎穿刺。

非手术治疗包括防治脑水肿,保持呼吸道通畅,加强营养支持,处理高热、躁动和癫痫,做好脑保护、促苏醒和功能恢复治疗。若经非手术治疗无效或病情恶化出现脑疝征象时,应及时手术去除导致颅内压增高的原因,解除脑受压。常用的手术方法包括脑挫裂伤灶清除、额极或颞极切除、去骨瓣减压术或颞肌下减压术。

"情景导入"中的黄女士目前存在清理呼吸道无效、意识障碍、营养失调、躯体移动障碍、颅内压增高、脑疝等护理问题,应及时实施禁食,保持呼吸道通畅,如需建立人工气道,应加强气道管理,建立静脉通道进行补液,静脉滴注20%甘露醇250 ml等脱水药物,严密观察病情,做好紧急手术前常规准备等护理措施。

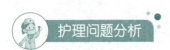

"情景导入"中的黄女士陷入昏迷,头面部多发流血。双侧瞳孔散大,直径约5 mm,对光反射消失,发病后未进食,存在意识障碍、颅内压增高、脑疝、体液丧失、高热现象,因此,评估黄女士存在以下主要护理诊断/问题,其中"清理呼吸道无效"为首优护理问题。

1. 清理呼吸道无效　与脑损伤后意识障碍有关。
2. 意识障碍　与脑损伤、颅内压增高有关。
3. 体温过高　与脑损伤,体温调节中枢功能异常有关。
4. 营养失调:低于机体需要量　与脑损伤后高代谢、呕吐、高热等有关。
5. 潜在并发症:颅内压增高、脑疝、肺部感染。

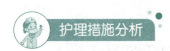

根据目前黄女士的病情,护士应给予及时有效的护理措施。

1. 术前护理

(1) 迅速评估患者病情,观察患者的意识、瞳孔、生命体征及四肢肌力变化。

(2) 建立静脉通路,维持有效循环血量。迅速输入20%甘露醇250 ml等脱水药物抢救治疗。

(3) 保持呼吸道通畅,如需建立人工气道者,应加强气道管理,吸氧。头偏向一侧,舌后坠阻塞呼吸道时,放置口咽通气管,必要时气管插管或气管切开。

(4) 禁食,并迅速完善各项术前准备工作。

2. 术后护理

(1) 预防肺部感染,保持呼吸道通畅,及时吸出呼吸道分泌物,吸氧。
(2) 高热时给予亚低温冬眠疗法。
(3) 保持脑室引流通畅。
(4) 静脉输注营养药物,给予鼻饲饮食。
(5) 严密观察病情变化,生命体征、意识、瞳孔变化,警惕脑疝可能。
(6) 按昏迷患者常规护理。

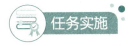

一、更换脑室引流袋的护理

更换脑室引流袋的护理见表 3-2-1。

表 3-2-1 更换脑室引流袋的护理

(一)操作前的准备工作	
1. 素质要求	鞋帽、服装整洁,举止端庄,态度亲切
2. 核对	患者姓名、床号、住院号
3. 评估	(1) 患者目前病情、意识状态、生命体征,有无恐惧心理反应 (2) 评估颅内病变的性质、部位,是否为适应证,有无操作禁忌证 (3) 评估患者是否了解操作的目的、意义,能否配合 (4) 向患者家属解释操作的目的、意义、术中可能出现的意外,取得同意并签字,指导配合方法
4. 操作前准备	(1) 护士:洗手、戴口罩 (2) 环境:室内清洁、明亮 (3) 患者:半卧位或舒适体位,保护措施妥当 (4) 物品:评估用物是否配备完善,是否符合无菌操作要求。用物准备完善包括无菌引流袋、止血钳、消毒剂、棉签、无菌手套、无菌治疗巾
(二)操作步骤	
1. 更换引流袋	(1) 携用物至患者床旁,核对患者姓名、床号、住院号。说明操作目的,取得患者配合 (2) 告知患者及家属配合方法,协助患者取舒适卧位 (3) 将无菌治疗巾铺于引流管口处的下方,用止血钳夹闭引流管近端。将新引流袋挂于床边,关闭出口端。戴手套,自接口处分离引流管和引流袋,将旧引流袋放置于医用垃圾袋内 (4) 消毒管口后与新的引流袋连接牢固,松开止血钳 (5) 妥善固定,使引流管开口高于侧脑室平面 10~15 cm,以维持正常颅内压
2. 观察记录	(1) 观察记录引流液情况。正常脑脊液无色透明、无沉淀。术后 1~2 日为血性后逐渐转清。控制引流速度和量,术后早期应抬高引流袋,缓慢引流,每日引流量以不超过 500 ml 为宜 (2) 及时拔管,持续引流时间通常不超过 1 周,时间过长易发生颅内感染 (3) 向患者及家属交代注意事项,整理床单位,清理用物

（续表）

	（三）操作后处理
1. 用物处置	一次性用物分类弃于垃圾桶内
2. 护士	洗手，脱口罩，记录
3. 日常护理	保持引流通畅防止引流管受压、扭曲、折叠或阻塞，尤其在搬运患者或翻身时，防止引流管牵拉、滑脱

二、注意事项

1. 引流管安置　妥善固定，使引流管开口高于侧脑室平面 10～15 cm，以维持正常颅内压。搬动患者时，应夹闭引流管，防止脑脊液反流引起颅内感染。

2. 控制引流速度和量　术后早期应抬高引流袋，缓慢引流，每日引流量以不超过 500 ml 为宜。

3. 观察记录引流液情况　正常脑脊液无色透明、无沉淀。术后 1～2 日为血性后逐渐转清。若脑脊液中有大量血液或颜色逐渐加深，提示脑室持续出血，应及时报告医师进行处理；若脑脊液混浊，呈毛玻璃状或有絮状物，提示有颅内感染，应及时引流脑脊液并送检。

4. 严格无菌，防止感染　保持穿刺部位敷料干燥，穿刺点敷料和引流袋每日更换，如有污染则随时更换；更换引流袋时夹闭引流管，防止逆行感染。如留置脑室引流系统则无法更换引流袋，通过严格消毒放出引流液即可。

5. 保持引流通畅　防止引流管受压、扭曲、折叠或阻塞，尤其在搬运患者或翻身时，防止引流管牵拉、滑脱。

6. 及时拔管　控制引流时间通常不超过 1 周，时间过长易发生颅内感染。拔管前行头颅 CT 检查，并先试行夹闭引流管 24 小时，观察患者有无头痛、呕吐等颅内压升高的症状，如出现上述症状，立即开放引流；如未出现上述症状，患者脑脊液循环通畅，即可拔管。拔管时先夹闭引流管，防止逆流感染。拔管后加压包扎，嘱患者卧床休息和减少头部活动，观察穿刺点有无渗血、渗液，严密观察患者意识、瞳孔、肢体活动变化，发现异常应及时通知医师给予处理。

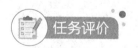

任务评价详见表 3-2-2。

表 3-2-2　任务评价

任务	评价内容	评价标准	分值
分析主要护理问题及护理措施	护理问题（10分）	1. 清理呼吸道无效　与脑损伤后意识障碍有关	4分
		2. 意识障碍　与脑损伤、颅内压增高有关	2分
		3. 营养失调：低于机体需要量　与脑损伤后高代谢、呕吐、高热等有关	2分
		4. 潜在并发症：颅内压增高、脑疝	2分

(续表)

任务	评价内容	评价标准	分值
更换脑室引流袋的护理	护理措施（20分）	1. 迅速评估患者病情，观察患者的意识、瞳孔、生命体征及四肢肌力变化	4分
		2. 建立静脉通路，维持有效循环血量；迅速输入20％甘露醇250 ml等脱水药物	4分
		3. 保持呼吸道通畅，吸氧	4分
		4. 做好脑室引流护理	4分
		5. 病情观察，警惕发生脑疝的可能	4分
	操作前准备（10分）	1. 素质要求：服饰整洁，举止端庄，态度亲切	2分
		2. 核对：姓名、床号、住院号	3分
		3. 评估：患者年龄、意识、病情、合作能力、相关知识知晓度等	3分
		4. 操作前准备：护士洗手、戴口罩；减少人员流动，保护隐私；患者体位适宜，保护措施妥当；物品准备齐全	2分
	操作步骤（50分）	1. 再次核对，解释，取得配合	5分
		2. 患者体位合适，正确铺巾	5分
		3. 用止血钳夹闭引流管近端。将新引流袋挂于床边，关闭出口端	5分
		4. 戴手套，自接口处分离引流管和引流袋，将旧引流袋放置于医用垃圾袋	5分
		5. 消毒引流管口，连接新引流袋，松开止血钳	5分
		6. 妥善固定引流袋，使引流管开口高于侧脑室平面10～15 cm	10分
		7. 正确标识脑室引流管	5分
		8. 交代注意事项	5分
		9. 整理床单位	5分
	操作后处置（5分）	1. 洗手、脱口罩、记录	3分
		2. 用物处置规范	1分
		3. 日常护理	1分
	整体规范性（5分）	动作规范，沟通良好	5分
		评价总分	100分

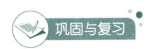

单选题

1. 下列哪项不是亚低温治疗的适应证？（　　　）

A．脑干损伤 B．中枢性高热
C．重度脑挫裂伤 D．全身衰竭
E．严重脑水肿

2．利用 GCS 计分法判断颅脑外伤患者意识障碍的程度,正常为 15 分。下列哪种情况为重度昏迷?（   ）
A．<13 分 B．<15 分
C．<11 分 D．<8 分
E．<10 分

3．亚低温治疗保护脑作用的机制不包括（   ）。
A．降低脑耗氧量和脑代谢率 B．增加钙离子内流
C．保护血-脑屏障 D．减少脑组织乳酸堆积
E．促进脑功能修复

4．持续高热导致中枢神经系统功能障碍,下列哪项降温措施对持续高热无效?（   ）
A．温水浴 B．冰敷
C．冬眠低温治疗 D．降温毯
E．4℃液体静脉滴注

5．颅内肿瘤手术后管道的护理不正确的是（   ）。
A．脑室引流袋高于侧脑室水平 15～20 cm
B．术后 24～48 小时内创腔引流袋低于创腔 15～20 cm
C．留置导尿管低于耻骨联合水平 10～15 cm
D．手术 48 小时后创腔引流袋低于创腔 15～20 cm
E．保持引流系统的密闭性,防止逆行感染

（刘　红）

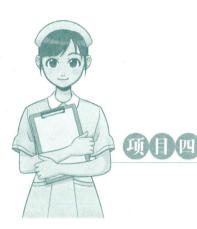

项目四 胸部疾病患者的护理

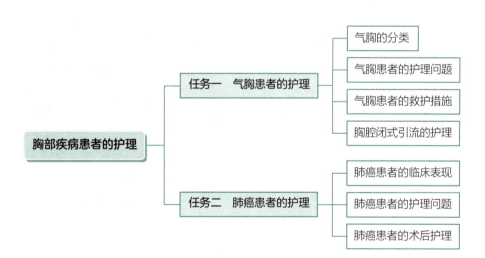

任务一　气胸患者的护理

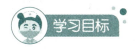

1. **知识目标**　能正确说出气胸患者的护理措施及胸腔闭式引流的目的、方法、操作要点及注意事项。
2. **能力目标**　正确判断气胸患者的护理问题,能够正确完成胸腔闭式引流的护理操作流程。
3. **素质目标**　在护理过程中体现人文关怀,注意保护患者隐私,具有良好的职业素养及护患沟通能力。

 情景导入

患者陈女士,36岁。因左胸部被汽车撞伤后胸痛、胸闷、呼吸困难1小时急诊入院。体格检查:神志清晰,口唇发绀,呼吸急促,烦躁不安。T 36.8℃,P 98次/分,R 24次/分,BP 102/69 mmHg。左侧胸壁软组织损伤,有一处2 cm×3 cm裂口,呼吸时可闻及气体进出胸腔伤口发出吸吮样"嘶嘶"声,颈静脉怒张,气管向右侧移位;左胸部叩诊呈鼓音,听诊呼吸音减弱。辅助检查:胸部X线检查显示左侧胸膜腔大量积气,肺萎陷,气管和心脏等纵隔内器官向健侧移位。既往无胸部手术史。

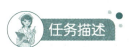

1. 分析该患者目前存在的主要护理诊断/问题,并制定相应的护理措施。
2. 护士遵医嘱进行更换胸腔闭式引流瓶操作。

任务分析

胸膜腔内积气称为气胸。根据胸膜腔的压力情况,气胸分为闭合性气胸、开放性气胸和张力性气胸。如何评估和判断患者存在的主要护理诊断/问题?采取哪些有效的护理措施?让我们应用所学知识,配合气胸患者的抢救,给予胸腔闭式引流的护理,运用护理程序对气胸患者实施整体护理。

胸部损伤造成肺组织、气管、支气管、食管破裂，空气进入胸膜腔或因胸壁伤口穿破胸膜，外界空气进入胸膜腔造成气胸。不同类型的气胸其临床表现及体征均有所不同。根据病情轻重的程度，均有可能出现胸闷、胸痛、气促、呼吸困难等临床表现，体格检查患侧胸廓饱满，叩诊呈鼓音，呼吸活动度降低，气管向健侧移位，听诊患侧呼吸音减弱。如同时出现鼻翼扇动、口唇发绀，重者伴有休克症状，患侧可见胸壁伤道，颈静脉怒张，心脏、气管向健侧移位。呼吸时可闻及气体进出胸腔伤口发出吸吮样"嘶嘶"声，则见于开放性气胸；如出现严重呼吸困难、烦躁、意识障碍、发绀、大汗淋漓、昏迷、休克，甚至窒息，有皮下气肿，听诊呼吸音消失，则见于张力性气胸。"情景导入"中陈女士的临床表现和体格检查结果均符合开放性气胸的典型表现。

影像学检查主要为胸部X线检查，显示患侧胸膜腔大量积气、肺萎陷，气管和心脏等纵隔内器官向健侧移位，属于开放性气胸的影像学特征。

不同类型气胸的处理有所不同，但均以抢救生命为首要原则。处理措施包括封闭胸壁开放性伤口，通过胸腔穿刺抽吸或胸腔闭式引流排出胸膜腔内的积气、积液，防治感染；对疑有胸腔内器官损伤或进行性出血者应考虑行开胸探查术，止血、修复损伤或清除异物。

"情景导入"中的陈女士目前最主要的护理问题有气体交换障碍、急性疼痛，潜在并发症为胸腔感染、低血容量性休克等，应立即配合医生给予封闭伤口、行胸腔闭式引流术等护理措施。

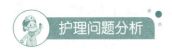

"情景导入"中的陈女士胸痛、胸闷、呼吸困难、口唇发绀，呼吸急促，烦躁不安，左胸部有开放性伤口，因此评估陈女士存在以下主要护理诊断/问题，其中"气体交换障碍"为首优护理问题。

1. **气体交换障碍** 与胸部损伤、疼痛、肺萎陷有关。
2. **急性疼痛** 与组织损伤有关。
3. **潜在并发症**：胸腔感染、低血容量性休克。

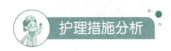

根据目前陈女士的病情，护士应配合医生立即给予封闭伤口、行胸腔闭式引流术、吸氧、半坐卧位等措施以缓解呼吸困难，维持正常的呼吸功能；必要时遵医嘱给予镇痛药缓解疼痛；遵医嘱使用破伤风抗毒素及抗生素以预防感染；开通静脉通道，及时补液；动态观察患者生命体征、意识和呼吸等变化，预防并及时处理并发症，尤其警惕低血容量性休克的发生。必要时做好术前准备工作。

1. **急救措施** 立即用敷料封闭胸壁伤口，使之成为闭合性气胸，阻止气体继续进入胸腔；行胸腔闭式引流术，目的是引流胸膜腔内积气、血液和渗液，重建胸膜腔内负压，保持纵隔的正常位置，促进肺复张。由于积气多向上聚集，因此，气胸引流口一般选择在前胸壁锁骨中线第2肋间隙。胸腔闭式引流的护理要点：保持管道密闭，严格无菌操作，保持引流通畅，密切观察并准确记录引流液的颜色、性状和量。

2. **保持呼吸道通畅** 吸氧；病情稳定后取半坐卧位，以使膈肌下降，有利于呼吸及引流。

3. 缓解疼痛　必要时遵医嘱给予镇痛药。
4. 预防感染　遵医嘱使用破伤风抗毒素及抗生素。
5. 病情观察　动态观察患者生命体征和意识等变化,重点观察患者呼吸困难有无加重,有无皮下气肿;根据病情遵医嘱补充液体,警惕低血容量性休克发生的可能。
6. 术前准备　遵医嘱做好术前准备工作。

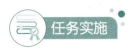

一、更换胸腔闭式引流瓶

更换胸腔闭式引流瓶操作流程见表4-1-1所示。

表4-1-1　更换胸腔闭式引流瓶流程

(一)操作前的准备工作	
1. 素质要求	鞋帽、服装整洁,举止端庄,态度亲切
2. 核对	患者姓名、床号、住院号、医嘱、治疗单
3. 评估	(1) 患者的年龄、病情、生命体征 (2) 观察引流管水柱波动情况 (3) 观察引流液的颜色、性状及量 (4) 观察伤口有无渗血、渗液、皮下气肿 (5) 患者对胸腔闭式引流知识的掌握程度及更换引流瓶的配合程度
4. 操作前准备	(1) 护士:洗手、戴口罩 (2) 环境:减少人员流动,保护患者隐私 (3) 患者:安静,取半坐卧位 (4) 物品:治疗车,治疗盘,一次性胸腔引流水封瓶一套,灭菌注射用水或无菌生理盐水500 ml,带防护套的血管钳2把,一次性治疗巾,无菌纱布,标签,无菌手套,消毒剂,棉签,记录单,标记笔,手消毒液、生活污物桶、医疗污物桶。水封瓶准备:检查包装及有效期,剪开封口,戴手套,取出小漏杯,置进水口上,倒入灭菌注射用水或无菌生理盐水500 ml(图4-1-1),连接引流管待用(图4-1-2)
(二)操作步骤	
1. 分离引流管	(1) 携用物至患者床旁,核对患者姓名、床号、住院号。说明操作的目的,取得患者配合,必要时围帘遮挡 (2) 再次检查装置各衔接部位的密封性能、水封瓶内水位 (3) 暴露胸腔引流管及同侧胸壁,核对引流管标识 (4) 铺一次性治疗巾于引流管接口下方 (5) 2把血管钳交叉夹闭引流管(图4-1-3),戴手套 (6) 消毒引流管接口处,以接口为中心,环形上下消毒2遍(图4-1-4) (7) 分离引流管(图4-1-5),再次由内向外消毒引流管管口(图4-1-6)
2. 连接新引流装置	(1) 连接新引流瓶(图4-1-7),标记水位线、名称及日期(图4-1-8) (2) 悬挂引流瓶于床下(图4-1-9),检查各接口密封性能是否完好 (3) 松开血管钳,由近向远挤捏引流管(图4-1-10),观察引流瓶水柱有无波动,确定引流通畅

(续表)

		(4) 妥善固定,观察患者的反应 (5) 交代注意事项,整理床单位,清理用物
	(三)操作后处理	
1.	用物处置	引流液经有效氯浸泡 30 分钟后倒入指定地点,治疗盘、治疗车、血管钳擦拭消毒后归回原位,其他用物分类弃于污物桶内
2.	护士	洗手,脱口罩,记录
3.	日常护理	观察胸腔闭式引流装置连接是否紧密,严格无菌操作,保持引流通畅,观察记录患者的反应和引流情况

彩图

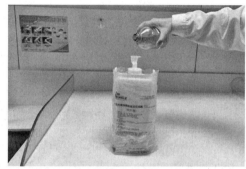

图 4-1-1　倒入无菌生理盐水

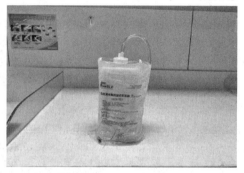

图 4-1-2　连接引流管

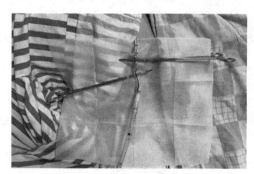

图 4-1-3　夹闭引流管

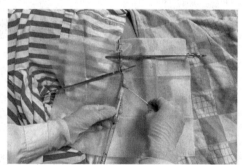

图 4-1-4　消毒引流管接口

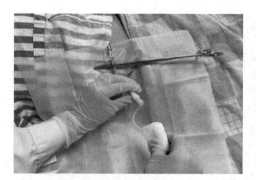

图 4-1-5　分离引流管

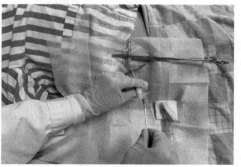

图 4-1-6　由内向外消毒引流管

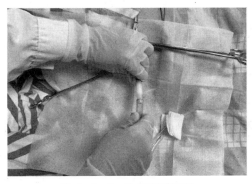

图4-1-7 连接新引流瓶

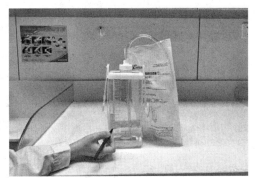

图4-1-8 标记水位线、名称及日期

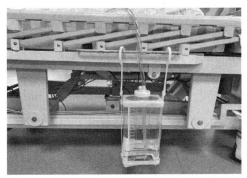

图4-1-9 悬挂引流瓶于床下

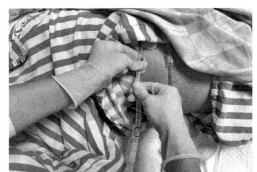

图4-1-10 由近向远挤捏引流管

二、注意事项

1. **保持引流装置密封** 随时检查引流装置密闭性,发现破损立即更换;水封瓶长管应始终没入水中3～4 cm;搬动患者或更换水封瓶时,务必用带有保护套的血管钳或无齿血管钳双重夹闭引流管,以防空气进入。

2. **防止感染** 操作与护理流程严格按照无菌操作原则,引流瓶位置应低于胸壁引流口平面60～100 cm,防止瓶内液体逆流入胸膜腔引起感染。

3. **保持引流通畅** 病情允许时应安置半坐卧位,以利于呼吸和引流;定时挤压引流管,防止引流管阻塞、扭曲、受压;鼓励患者适当咳嗽、深呼吸,加速气体、液体排出。

4. **妥善固定** 运送患者及下床活动时,应双钳夹管,防止滑脱。若引流管从胸腔滑脱,立即用手捏闭引流口皮肤,消毒处理后,用凡士林纱布封闭伤口,协助医师做进一步处理。

5. **观察与记录** 密切观察长管中的水柱波动情况,正常水柱上下波动范围为4～6 cm;观察记录患者的反应和引流液颜色、性状、量。

6. **拔管指征** 如患者呼吸改善,引流管无气体排出,24小时排液量<50 ml,排脓量<10 ml,X线检查示肺膨胀良好,可考虑拔管。

7. **拔管后观察** 密切观察患者有无胸闷、呼吸困难、引流口渗液、渗血和皮下气肿等情况,如有异常,及时通知医师进行处理。

任务评价

任务评价详见表 4-1-2。

表 4-1-2　任务评价

任务	评价内容	评 价 标 准	分值
分析主要护理问题及护理措施	护理问题（10分）	1. **气体交换障碍**　与胸部损伤、疼痛、肺萎陷有关	4分
		2. **急性疼痛**　与组织损伤有关	3分
		3. **潜在并发症**：胸腔感染、低血容量性休克	3分
	护理措施（20分）	1. 封闭胸壁伤口	4分
		2. 胸腔闭式引流护理	3分
		3. 吸氧	2分
		4. 病情稳定后取半坐卧位	2分
		5. 必要时遵医嘱给予镇痛药	2分
		6. 遵医嘱使用破伤风抗毒素及抗生素	2分
		7. 病情观察，遵医嘱补充液体，警惕发生低血容量性休克	3分
		8. 遵医嘱做好术前准备	2分
更换胸腔闭式引流瓶操作	操作前准备（10分）	1. 素质要求：服饰整洁，举止端庄，态度亲切	1分
		2. 核对：姓名、床号、住院号、医嘱、治疗单	2分
		3. 评估：患者年龄、病情、引流情况、相关知识知晓度、合作能力等	4分
		4. 操作前准备：护士洗手、戴口罩；减少人员流动，保护隐私；患者体位适宜，保护措施妥当；物品准备齐全	3分
	操作步骤（50分）	1. 再次核对，解释，取得患者配合	2分
		2. 患者体位合适，暴露胸腔引流管及同侧胸壁，核对引流管标识	3分
		3. 铺一次性治疗巾于引流管接口下方	5分
		4. 夹闭引流管，戴手套	5分
		5. 消毒引流管接口处	5分
		6. 分离引流管，再次消毒	5分
		7. 连接新引流瓶，标记水位线、名称及日期	5分
		8. 悬挂引流瓶于床下，检查各接口密封性能是否完好	5分
		9. 松开血管钳，挤捏引流管，观察水柱有无波动	5分
		10. 妥善固定，观察患者的反应	5分
		11. 交代注意事项	3分
		12. 整理床单位	2分

任务一　气胸患者的护理

(续表)

任务	评价内容	评 价 标 准	分值
	操作后处置 (5分)	1. 洗手、脱口罩、记录	3分
		2. 用物处置规范	1分
		3. 日常护理	1分
	整体规范性 (5分)	动作规范,沟通良好	5分
		评价总分	100分

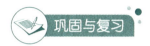巩固与复习

一、单选题

1. 若胸腔闭式引流管从胸腔滑脱,正确的处理方法是(　　)。
   A．密切观察,暂不处理
   B．捏紧导管
   C．给患者吸氧
   D．将脱出的引流管重新插入
   E．用手捏闭引流口处皮肤

2. 水封瓶长玻璃管浸入水面下适宜的深度是(　　)。
   A．1～2 cm　　　　　　　　B．3～4 cm
   C．5～6 cm　　　　　　　　D．7～8 cm
   E．10 cm 以上

3. 胸腔闭式引流的患者搬换床位时最重要的是(　　)。
   A．保持引流管通畅
   B．引流瓶不能高于患者胸腔平面
   C．避免引流管受压折曲
   D．注意管内水柱波动情况
   E．夹紧引流管暂停引流

4. 患者王先生,38岁,胸部被锋利物刺伤,胸壁伤口可闻及空气进出的吸吮样声音,应采取的首要急救措施是(　　)。
   A．封闭伤口　　　　　　　　B．清创
   C．穿刺排气　　　　　　　　D．吸氧
   E．放置胸腔闭式引流管

5. 胸腔闭式引流有别于其他引流的特点是(　　)。
   A．保持通畅　　　　　　　　B．妥善固定
   C．引流观察　　　　　　　　D．管道密闭
   E．注意体位

4-9

二、看图回答。

1. 根据图 4-1-11,判断出现了什么情况。
2. 见于哪种类型的气胸?其发生机制是什么?

彩图

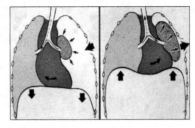

图 4-1-11 患者肺部症状示意图

（涂惠琼）

任务二　肺癌患者的护理

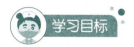

1. 知识目标　能正确复述全肺切除术后护理措施。
2. 能力目标　能正确判断肺癌患者的护理问题,能够正确实施全肺切除术后护理措施,识别并发症的发生。
3. 素质目标　在护理过程中体现人文关怀,具有高度责任感、良好的职业素养及护患沟通能力。

情景导入

患者王先生,65岁。因咳嗽咳痰5个月,加重伴痰中带血1个月入院。患者于5个月前不明原因出现刺激性咳嗽,咳少量白色泡沫痰,未予重视。1个月前受凉后咳嗽加剧,痰微黄,带血丝,无胸痛、发热、盗汗。发病以来,食欲差,体重下降6 kg。既往身体健康,吸烟40年,20支/日。体格检查:未见异常。辅助检查:血常规正常,OT试验阴性,胸部X线示:两肺纹理增粗增多,左肺门旁一个4 cm×4.5 cm大小的阴影。初步诊断为左肺中心型肺癌,拟在全麻下行全肺切除术加淋巴结清扫术。

任务描述

1. 分析该患者目前存在的主要护理诊断/问题。
2. 护士为患者制定手术后的护理措施。

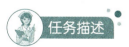

肺癌多数起源于支气管黏膜上皮,也称支气管肺癌,居全世界和我国城市男性恶性肿瘤发病率和死亡率的第一位。病因至今尚不明确,吸烟是引起肺癌的重要风险因素。起源于主支气管、肺叶支气管,靠近肺门者称为中心型肺癌;起源于肺段支气管以下,分布在肺的周围部分者称为周围型肺癌。如何评估和判断患者存在的主要护理诊断/问题?行全肺切除术后应采取哪些有效的护理措施?让我们应用所学知识,正确掌握肺癌患者的护理知识和技能,运用护理程序对肺癌患者实施整体护理。

肺癌的临床表现与癌肿的部位、大小、是否压迫和侵犯邻近器官及有无转移等密切相关。早期多无明显表现,癌肿增大后常出现以下表现:①咳嗽最常见,为刺激性干咳或少量黏液痰,若继发肺部感染,可有脓痰,痰量增多;②痰中带血点、血丝或断续地少量咯血;③如肿瘤侵犯胸膜、胸壁、肋骨及其他组织可致胸痛;④胸闷、发热。晚期除发热、食欲减退、体重减轻、倦怠及乏力等全身症状外,还可出现癌肿压迫、侵犯邻近器官组织或发生远处转移时的征象。"情景导入"中王先生有40年的吸烟史,且临床表现符合肺癌患者的典型表现。

辅助检查:排除肺结核的可能,胸部X线示阴影位于左肺门旁,提示有左肺中心型肺癌的可能性。处理原则是拟在全麻下行全肺切除术加淋巴结清扫术,并采取有效的术后护理措施,预防并发症的发生。

"情景导入"中的王先生目前存在气体交换受损、营养失调等护理问题。在手术后,应针对其手术方式采取相应的护理措施。

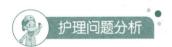

"情景导入"中的王先生目前有咳嗽咳痰、食欲差、体重下降等症状,因此,评估王先生存在以下主要护理诊断/问题,其中"气体交换受损"为首优护理问题。

1. **气体交换受损** 与肺组织病变、呼吸道分泌物潴留、肺换气功能降低等因素有关。
2. **营养失调:低于机体需要量** 与疾病引起机体代谢增加有关。
3. **潜在并发症:出血、感染、肺不张、成人呼吸窘迫综合征**。

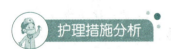

肺癌术后的护理措施主要包括病情观察、体位的管理、维持呼吸道通畅、胸腔闭式引流管的护理、伤口护理、维持体液平衡和补充营养、康复活动、并发症的预防及护理等,但不同手术方式其护理措施有所不同。王先生的手术方式为全肺切除术,其护理措施有其特殊性。

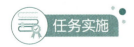

护士应给予王先生的护理措施包括以下内容。

(1)病情观察:定时观察呼吸并呼唤患者,防止因麻醉不良反应引起呼吸暂停和CO_2潴留;注意观察有无呼吸窘迫,若有异常,立即通知医师。

(2)1/4患侧卧位:避免过度侧卧,以预防纵隔移位和压迫健侧肺而致呼吸循环功能障碍。

(3)维持呼吸道通畅:给氧,鼓励并协助患者做深呼吸和咳嗽,氧气雾化,必要时吸痰。全肺切除术后,因其支气管残端缝合处在隆突下方,吸痰管插入长度不宜超过气管的1/2。

（4）胸腔闭式引流管的护理：除一般护理外，胸腔引流管一般全钳闭或半钳闭，保证术后患侧胸膜腔内有一定的胸液，维持双侧胸腔内压力平衡，防止纵隔过度摆动。全钳闭时，可根据气管位置调整引流管开放的时间及次数。如气管明显向健侧移位，在排除肺不张后酌情放出适量的气体或引流液。每次放液量不宜超过 100 ml，速度宜慢。

（5）伤口护理：检查伤口敷料是否干燥，有无渗血、渗液，发现异常应及时通知医师。

（6）维持体液平衡：控制钠盐摄入量，24 小时补液量控制在 2 000 ml 以内，速度宜慢，以 20～30 滴/分为宜。记录出入水量，维持液体平衡。

（7）补充营养。

（8）早期下床活动。

（9）手臂和肩关节的运动：鼓励取直立的功能位，以恢复正常姿势，防止脊椎侧弯畸形。

（10）并发症的护理：出血、肺不张和肺炎、心律失常、支气管胸膜瘘、肺水肿、肺栓塞、心肌梗死等的预防及护理。

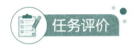

任务评价详见表 4-2-1。

表 4-2-1　任务评价

任务	评价内容	评价标准	分值
判断主要护理问题	护理问题（20分）	1. **气体交换受损**　与肺组织病变、呼吸道分泌物潴留、肺换气功能降低等因素有关	10分
		2. **营养失调：低于机体需要量**　与疾病引起机体代谢增加有关	5分
		3. **潜在并发症：出血、感染、肺不张、成人呼吸窘迫综合征**	5分
术后护理措施	护理措施（80分）	1. 病情观察	5分
		2. 1/4 患侧卧位	10分
		3. 维持呼吸道通畅	10分
		4. 胸腔闭式引流管的护理	10分
		5. 伤口护理	5分
		6. 维持体液平衡	10分
		7. 补充营养	5分
		8. 早期下床活动	5分
		9. 手臂和肩关节的运动	5分
		10. 并发症的护理	15分
		评价总分	100分

巩固与复习

单选题

1. 肺癌的早期常见症状是(　　)。
   A．食欲减退　　　　　　　　B．刺激性干咳、痰中带血
   C．持续性胸痛　　　　　　　D．大咯血
   E．发热

2. 全肺切除术后患者胸腔闭式引流管护理中,不正确的是(　　)。
   A．引流管呈全钳闭或半钳闭状态
   B．保持患侧胸腔内有一定的渗液,减轻或纠正明显的纵隔移位
   C．每次放液量不宜超过 100 ml
   D．若发现气管向健侧移位,可酌情放出适量的引流液
   E．放液速度宜快

3. 指导全肺切除术后患者应避免的体位是(　　)。
   A．过度侧卧位　　　　　　　B．半卧位
   C．1/4 侧卧位　　　　　　　 D．坐位
   E．仰卧位

4. 全肺切除术患者 24 小时补液量应控制在多少以内?(　　)
   A．1 500 ml　　　　　　　　B．2 000 ml
   C．2 500 ml　　　　　　　　D．3 000 ml
   E．1 000 ml

5. 全肺切除术后放置胸腔闭式引流管的目的是(　　)。
   A．重建胸腔负压　　　　　　B．排出积气
   C．排出积液　　　　　　　　D．调节两侧胸腔压力
   E．便于观察病情

(涂惠琼)

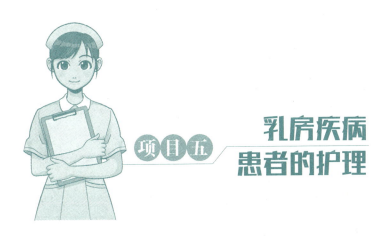

项目五 乳房疾病患者的护理

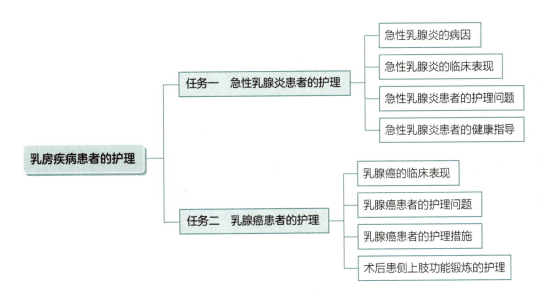

任务一　急性乳腺炎患者的护理

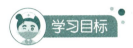

1. **知识目标**　能正确说出急性乳腺炎的发病原因、护理和预防措施。
2. **能力目标**　能正确判断急性乳腺炎患者的主要护理问题,能正确为患者实施健康教育。
3. **素质目标**　在护理过程中注重人文关怀,具有高度责任心及良好的护患沟通能力。

 情景导入

患者王女士,27岁,初产妇,4周前顺产一名健康男婴,纯母乳喂养。自述3日前出现右乳胀痛,局部红肿、发热,乳汁减少。今日体温升高,时有发冷,来院就诊。体格检查:自主体位,神志清楚,T 39.0℃,P 98次/分,R 20次/分,BP 126/74 mmHg,右乳房外上象限局部红肿,可触及大小为6 cm×5 cm的压痛性肿块,无波动感,腋窝淋巴结、锁骨上下淋巴结未扪及肿大。实验室检查:WBC $19.5×10^9$/L,N 93%,CRP 24 mg/L,RBC $5.12×10^9$/L,Hb 110 g/L,肝功能、肾功能无异常。多普勒超声检查:左乳外上可见大小约为5 cm×5 cm无回声区,可见分隔。诊断:急性乳腺炎。

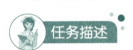

1. 分析该患者目前的主要护理诊断/问题,并制定相应的护理措施。
2. 护士为患者实施健康教育,以预防患者再次发生乳腺炎。

任务分析

急性乳腺炎是乳腺的急性化脓性感染,多见于产后哺乳期的妇女,尤其以初产妇多见,往往发生在产后3~4周。如何评估和判断患者存在的主要护理诊断/问题?该采取哪些有效的护理措施?通过学习,让我们正确掌握急性乳腺炎患者的护理知识和技能,运用护理程序对急性乳腺炎患者实施整体护理。

除产后抵抗力下降外,乳汁淤积和细菌入侵是急性乳腺炎主要的发病原因。主要的致病菌是金黄色葡萄球菌。案例中的王女士是初产妇,产后4周,可以明确王女士发生乳腺炎的原因。

急性乳腺炎临床表现患侧乳房胀痛,局部红肿、发热,有压痛性肿块。一般在数日后可形成单房或多房性脓肿,表浅脓肿可向外破溃或破入输乳管自乳头流出。患者常有患侧腋窝淋巴结肿大和触痛。随着炎症发展,患者可有寒战、高热和脉搏加快等脓毒血症表现。案例中王女士的主诉及症状描述均符合乳腺炎的典型表现。

实验室检查血常规可见白细胞计数及中性粒细胞比值升高,在乳房肿块压痛最明显的区域或在超声定位下穿刺,若抽出脓液可确定脓肿形成,脓液应做细菌培养及药物敏感试验。

处理原则是患乳停止哺乳,排空乳汁;抗生素控制感染;热敷、药物外敷或理疗,促进炎症消退。脓肿形成后需及时行切开引流。

"情景导入"中的王女士目前存在急性疼痛、体温过高等护理问题,应及时实施缓解疼痛,控制体温和感染等护理措施。

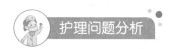

"情景导入"中的王女士胸部胀痛明显,有局部红肿、乳汁减少症状,并伴有体温升高,浑身发冷,因此,评估王女士存在以下主要护理诊断/问题,其中"急性疼痛"为首优护理问题。

1. 急性疼痛　与乳腺炎症、肿胀、乳汁淤积有关。
2. 体温过高　与细菌或细菌毒素侵入有关。
3. 知识缺乏　缺乏有关预防乳腺炎的知识。
4. 焦虑　与担心婴儿喂养有关。

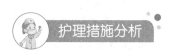

根据目前王女士的病情,护士应给予及时有效的护理措施,原则上采取疏通积乳,局部外敷,促进炎症消退;及时降温并控制感染;感染严重者或脓肿切开引流后并发乳腺瘘管,应终止乳汁分泌;必要时做好术前准备工作。

1. 休息及营养　注意休息,避免过度紧张和劳累。摄入充足的食物、液体和维生素。发热的患者给予物理或药物降温。
2. 止痛　用宽松胸罩托起患乳,以减轻疼痛和肿胀;局部热敷、药物外敷或理疗,以促进炎症消散和局部血液循环;遵医嘱服用布洛芬等药物镇痛。
3. 排空乳汁　鼓励哺乳者继续用双侧乳房哺乳。若婴儿无法顺利吸出乳汁或医嘱建议暂停哺乳,则用手挤出或用吸奶器吸出乳汁;在哺乳前温敷乳房;在婴儿吸吮间期,用手指从阻塞部位腺管上方向乳头方向轻柔按摩,以帮助解除阻塞;若疼痛感抑制了哺乳反射,可先喂健侧乳房后喂患侧乳房;变换不同的哺乳姿势或托起一侧乳房哺乳,以促进乳汁排出。
4. 用药护理　遵医嘱局部用药,口服抗生素或中药以控制感染,必要时服用药物终止哺乳。因某些药物可从乳汁分泌,用药后应遵医嘱决定是否暂停哺乳。

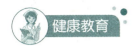

1. **注意婴儿口腔卫生** 保持婴儿口腔卫生,及时治疗口腔炎症。
2. **养成良好哺乳习惯** 产后尽早开始哺乳,按需哺乳。哺乳时避免手指压住乳腺管,以免影响乳汁排出,每次哺乳时将乳汁吸净。每日清水擦洗乳头 1~2 次,避免过多清洗和用肥皂清洗。
3. **纠正乳头内陷** 乳头内陷者,在妊娠期和哺乳期每日挤捏、提拉乳头,矫正内陷。
4. **预防和处理乳头破损**

(1) 让婴儿用正确姿势含接乳头和乳晕,防止乳头皲裂;不让婴儿含着乳头睡觉;哺乳后涂抹乳汁或天然羊毛脂乳头修护霜,以保护乳头皮肤,哺乳前不需擦掉,可以让婴儿直接吸吮。

(2) 适当缩短每次哺乳的时间,增加哺乳频率;乳头、乳晕破损或皲裂者,应暂停哺乳,改用吸乳器吸出乳汁哺育婴儿;局部用温水清洗后涂抗生素软膏,待愈合后再哺乳;症状严重时应及时诊治。

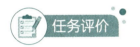

任务评价详见表 5-1-1。

表 5-1-1 任务评价

任务	评价内容	评价标准	分值
分析主要护理问题及护理措施	护理问题 (10 分)	1. **急性疼痛** 与乳腺炎症、肿胀、乳汁淤积有关	4 分
		2. **体温过高** 与细菌或细菌毒素侵入有关	3 分
		3. **焦虑** 与担心婴儿喂养有关	3 分
	护理措施 (45 分)	1. 注意休息,避免过度紧张和劳累	10 分
		2. 排空乳汁	10 分
		3. 遵医局部用药	5 分
		4. 热敷疗法、按摩法	5 分
		5. 缓解疼痛	10 分
		6. 遵医嘱服用对乙酰氨基酚或布洛芬镇痛	5 分
	健康教育 (45 分)	1. 保持婴儿口腔卫生,及时治疗口腔炎症	5 分
		2. 产后尽早哺乳,按需哺乳	8 分
		3. 避免过多清洗和使用肥皂清洗乳头	5 分
		4. 每日挤捏、提拉乳头,矫正乳头内陷	5 分
		5. 预防:让婴儿用正确姿势含接乳头和乳晕,防止乳头皲裂,哺乳后涂抹乳汁或天然乳头修护霜,以保护乳头皮肤	12 分

(续表)

任务	评价内容	评价标准	分值
	6. 处理:适当缩短每次哺乳的时间,增加哺乳频率;乳头、乳晕破损或皲裂者,应暂停直接哺乳;局部用温水清洗后涂抗生素软膏,待愈合后再哺乳;症状严重时应及时诊治		10 分
	评价总分		100 分

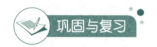

单选题

1. 急性乳腺炎最常见于( )。
   A．妊娠期妇女　　　　　　　　B．产后哺乳期妇女
   C．乳头凹陷妇女　　　　　　　D．以上都是
   E．以上都不是

2. 急性乳腺炎最主要的病因是( )。
   A．乳汁淤积　　　　　　　　　B．细菌入侵
   C．雌激素分泌增加　　　　　　D．雄激素分泌增加
   E．性激素分泌紊乱

3. 急性乳腺炎的处理措施( )。
   A．早期暂停哺乳　　　　　　　B．局部热敷
   C．避免乳汁淤积　　　　　　　D．用胸罩抬高乳房
   E．遵医嘱用抗生素

4. 急性乳腺炎的处理措施,不包括( )。
   A．早期暂停哺乳　　　　　　　B．局部热敷
   C．避免乳汁淤积　　　　　　　D．用胸罩抬高乳房
   E．遵医嘱用抗生素

5. 患者女性,26 岁,哺乳期患急性乳腺炎,畏寒发热,右侧乳房肿胀、疼痛,表面皮肤红、热,扪及触痛的硬块,未查到肿块。对患乳的正确护理不包括( )。
   A．暂停哺乳　　　　　　　　　B．吸净积乳
   C．抬高乳房　　　　　　　　　D．切开引流
   E．理疗及外敷药物

6. 急性乳腺炎患者,最初的症状是( )。
   A．乳头排脓　　　　　　　　　B．排乳不畅
   C．同侧腋窝淋巴结肿大　　　　D．乳房肿胀、疼痛
   E．高热、寒战

(廖喜琳,杨颖蕾)

任务二　乳腺癌患者的护理

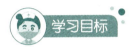

1. **知识目标**　能正确说出乳腺癌患者的临床表现、术后护理措施。
2. **能力目标**　能正确判断乳腺癌患者的护理问题,独立完成指导乳腺癌患者进行术后功能锻炼。
3. **素质目标**　在护理过程中注重人文关怀,具有高度责任感及良好的护患沟通能力。

 情景导入

患者许女士,45岁,因发现左乳肿块进行性增大半年余就诊,经查确诊为Ⅱ期左乳浸润性导管癌住院。完善相关检查后,患者在全麻下行"左侧乳腺癌改良根治术",术后留置胸壁、腋下负压引流管。术后第3天,患者生命体征平稳,引流管通畅,引出暗红色液约10 ml,伤口无渗血。胸带固定良好,松紧适宜。诉患侧上肢肿胀,抬起受限。

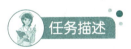

1. 分析该患者目前存在的主要护理诊断/问题,并制定相应的护理措施。
2. 护士指导患者进行术后患侧上肢功能锻炼。

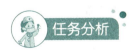

乳腺癌是指发生在乳腺上皮或导管上皮组织的恶性肿瘤,病因尚未明确。手术治疗是病灶仍局限于局部及区域淋巴结患者的首选方法。对于临床Ⅰ、Ⅱ、ⅢA期浸润性乳腺癌常采用改良根治术。

术后出现患侧上肢肿胀,主要原因是术中切除患侧腋窝淋巴结、结扎头静脉,引起上肢淋巴回流不畅和静脉回流障碍。在手术时切断或切除与肩关节、肩胛骨运动相关的肌肉及血管、神经,又会导致患侧肩关节功能障碍。因此,术后应鼓励和协助患者尽早进行患侧上肢功能锻炼,促进肩关节功能恢复。

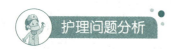

"情景导入"中的许女士,留置有胸壁、腋下负压引流管,引流管通畅,引出暗红色液约 10 ml,伤口无渗血。患者诉术后患侧上肢肿胀,患肢抬起功能受限。评估其存在以下主要护理诊断/问题。

1. 躯体(患侧肢体)移动障碍　与患侧上肢淋巴水肿、手术影响手臂和肩关节活动有关。
2. 潜在并发症:出血、皮瓣下积血积液、皮瓣坏死。
3. 知识缺乏　缺乏有关术后上肢功能锻炼相关知识。

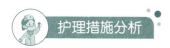

根据目前许女士的病情,护士应给予及时有效的护理措施,做好伤口及引流管护理,指导患肢功能锻炼减轻患肢肿胀及恢复患肢功能;观察患者病情变化,预防并发症发生。

1. 伤口护理　手术部位加压包扎,使皮瓣紧贴创面。密切观察皮瓣颜色改变,观察伤口敷料有无渗血、渗液。

2. 引流管护理　将引流管妥善固定于床边,患者起床活动时,把引流管固定在衣服上,避免牵拉、受压、打折;保持有效的负压引流,更换引流瓶时,避免连接不佳;密切关注引流管的颜色、性质及量,做好记录。若引流量达 300 ml/h,为鲜红色,提示有出血的可能,应及时上报医生,给予处理。

3. 患侧上肢肿胀的护理

(1)胸部绷带包扎松紧度适宜,勿包扎过紧。

(2)患侧上肢抬高:平卧时患侧上肢下垫软枕,将患侧上肢抬高 10°～15°,促进淋巴回流;半卧位时,患侧上肢内收屈肘 90°置于腹部;起床活动时,用三角巾将患侧上肢屈肘固定于胸前,避免下垂。需要他人扶持时,只能扶健侧。

(3)减轻肿胀:伤口无渗液情况时,为患者做向心性按摩,先在前臂、肱二头肌、三角肌和肩峰处进行按摩,使肌肉放松,刺激患者淋巴系统,抑制淋巴液的聚集,促进淋巴液的回流。

(4)避免外伤:避免患侧上肢过度活动,避免提过重物品,避免受伤;勿在患侧上肢测量血压、输液、抽血等操作。

(5)观察:观察患肢皮肤情况,有感染者,及时使用抗生素治疗。

4. 患侧上肢功能锻炼指导(表 5-2-1)　指导患者做患肢功能锻炼时应根据患者的实际情况而定,一般以每日 3～4 次、每次 20～30 分钟为宜;循序渐进,逐渐增加功能锻炼的内容。术后 7 日内不上举,10 日内不外展肩关节;不要以患侧肢体支撑身体,以防皮瓣移动而影响愈合。

表 5-2-1　乳腺癌患者术后患侧上肢功能锻炼指导

术后时间	功能锻炼项目
术后 24 小时内	活动手指和腕部,可做伸指、握拳、屈腕等锻炼
术后 1~3 日	进行上肢肌肉等长收缩。可用健侧上肢或他人协助患侧上肢进行屈肘、伸臂等锻炼,逐渐过渡到肩关节的小范围前屈、后伸运动
术后 4~7 日	(1) 鼓励患者用患侧手洗脸、刷牙、进食等。 (2) 做以患侧手触摸对侧肩部及同侧耳朵的锻炼
术后 1~2 周	(1) 术后 1 周皮瓣基本愈合后,开始做肩关节活动,以肩部为中心,前后摆臂。 (2) 术后 10 日左右皮瓣与胸壁黏附已较牢固,可做抬高患侧上肢、手指爬墙、梳头等锻炼

任务实施

一、患侧上肢功能锻炼操

患侧上肢功能锻炼操见表 5-2-2。

表 5-2-2　患侧上肢功能锻炼操

(一)操作前的准备工作	
1. 素质要求	鞋帽、服装整洁,举止端庄,态度亲切
2. 核对	患者姓名、床号、住院号
3. 评估	(1) 患者年龄、意识、合作能力 (2) 了解患者病情:有无伤口渗血、患肢肿胀及肢体功能障碍 (3) 患者和家属对患肢功能锻炼知识的知晓度
4. 操作前准备	(1) 护士:洗手、戴口罩 (2) 环境:室内清洁、明亮,保护隐私 (3) 患者:半卧位或站立体位,保护措施妥当
(二)操作步骤	
患侧上肢功能锻炼指导	(1) 指导患者做伸指、握拳运动(图 5-2-1) (2) 手腕运动:手腕上下运动,并左右内外旋转(图 5-2-2) (3) 伸臂、屈肘运动:前臂做上下屈伸运动,活动范围不宜大,肘部活动角度不超过 30°(图 5-2-3) (4) 抱肘运动:患者用健侧手握住患侧的手肘部,慢慢抬高,直至患者胸前 (5) 患肢上举运动:用健侧手抓住患侧手大拇指,缓缓将患肢抬起(图 5-2-4) (6) 肩关节活动:以肩部为中心,向前旋转 360°,向后旋转 360° (7) 摸耳朵运动:头取正中,患侧手从患侧耳朵缓慢向健侧耳朵上行,循序渐进(图 5-2-5) (8) 爬墙训练:指导患者将面部朝向墙面,分开两脚与肩部同宽,双手抬高与肩部平齐贴墙,并缓慢向上移动抬高上肢(图 5-2-6) (9) 交代注意事项

(续表)

	(三)操作后处理
1. 护士	洗手,记录
2. 日常护理	观察患肢肿胀情况,评估患者的患肢功能

彩图

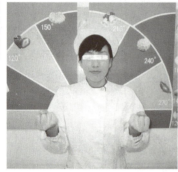
图 5-2-1 伸指、握拳运动

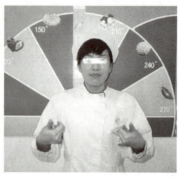
图 5-2-2 手腕运动

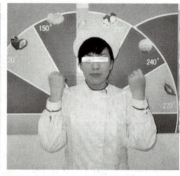
图 5-2-3 伸臂、屈肘运动

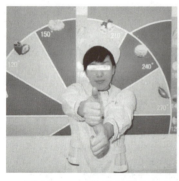
图 5-2-4 患肢上举运动

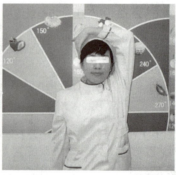
图 5-2-5 摸耳朵运动

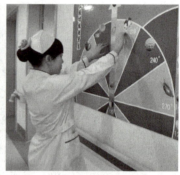
图 5-2-6 爬墙训练

二、注意事项

(1)患肢功能锻炼应循序渐进,不能操之过急,遵循个体化差异原则。
(2)所有锻炼均以患者能耐受为度,不可过度伸拉。
(3)锻炼时间每次20~30分钟,锻炼过程中如有不适,要及时终止。
(4)功能锻炼重在坚持,至少坚持3个月以上。

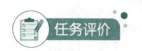
任务评价

任务评价详见表5-2-3。

表 5-2-3 任务评价

任务	评价内容	评价标准	分值
分析主要护理问题及护理措施	护理问题（10分）	1. **躯体（患侧肢体）移动障碍** 与患侧上臂淋巴水肿、愈合过程中瘢痕收缩有关	4分
		2. **潜在并发症:**皮瓣下积血积液、皮瓣坏死	3分
		3. **知识缺乏** 缺乏有关术后上肢功能锻炼相关知识	3分
	护理措施（20分）	1. 伤口护理	5分
		2. 引流管护理	5分
		3. 患侧上肢肿胀的护理	5分
		4. 患侧上肢功能锻炼指导	5分
指导患肢功能锻炼	操作前准备（10分）	1. 素质要求:服饰整洁,举止端庄,态度亲切	2分
		2. 核对:姓名、床号、住院号	2分
		3. 评估:患者年龄、意识、病情、合作能力、相关知识知晓度等	2分
		4. 操作前准备:护士洗手、戴口罩；环境清洁、明亮;患者体位适宜,保护措施妥当	4分
	操作步骤（55分）	1. 再次核对,解释,取得配合	5分
		2. 患者体位合适	5分
		3. 伸指、握拳	5分
		4. 手腕运动	5分
		5. 伸臂、屈肘运动	5分
		6. 抱肘运动	5分
		7. 患肢上举运动	5分
		8. 肩关节活动	5分
		9. 摸耳朵运动	5分
		10. 爬墙训练	5分
		11. 交代注意事项	5分
	整体规范性（5分）	动作规范,熟练	5分
		评价总分	100分

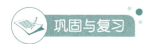

单选题

1. 乳腺癌根治术后,有利于伤口愈合的主要措施是(　　)。

A．加强营养 B．保持皮瓣下引流管通畅
C．患肢功能锻炼 D．应用抗生素
E．鼓励运动

2．乳腺癌改良根治术后为预防皮瓣下积液及皮瓣坏死的主要措施是（ ）。
A．抬高患肢 B．加压包扎患肢
C．每日伤口换药 D．皮瓣下持续负压吸引
E．清醒后半卧位

3．乳腺癌根治术后第2天护理措施不正确的是（ ）。
A．保持伤口引流管通畅
B．患侧垫枕，抬高患肢
C．观察患侧肢端的血液循环
D．指导肩关节活动
E．禁止在患侧手臂测血压、输液

4．乳腺癌根治术后上肢活动受限，护士指导其患侧肢体康复锻炼，达到的目的是（ ）。
A．肩能平举 B．手能摸到同侧耳朵
C．手能摸到对侧耳朵 D．手摸到对侧肩部
E．肘能屈伸

（卓雪飘）

项目六 胃肠疾病患者的护理

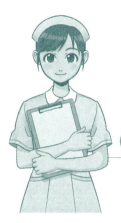

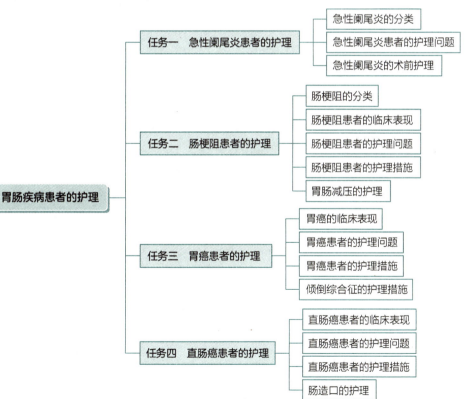

任务一　急性阑尾炎患者的护理

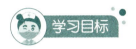

1. **知识目标**　能正确说出急性阑尾炎患者腹痛的典型表现及备皮的操作要点、注意事项。
2. **能力目标**　正确判断急性阑尾炎患者的护理问题,能独立完成备皮操作。
3. **素质目标**　在护理过程中注重人文关怀,具有高度责任感及良好的护患沟通能力。

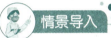

患者李先生,26 岁,因腹痛 8 小时入院。诊断:急性阑尾炎。体格检查:T 38.5℃,P 96 次/分,R 22 次/分,BP 135/85 mmHg,全腹压痛,以右下腹麦氏点周围为著。辅助检查:血常规示 WBC 19.5×10^9/L,中性粒细胞比值 86%;腹部 X 线可见盲肠及回肠末端扩张和气液平面,拟行阑尾炎切除手术。

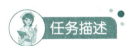

1. 分析该患者目前主要的护理诊断/问题,并制定主要护理措施。
2. 护士遵医嘱完成术前备皮操作。

任务分析

急性阑尾炎是外科最常见的急腹症之一,发病期间可引起剧烈腹痛,导致酸碱平衡失调,如未及时处理可转化为慢性阑尾炎,甚至导致腹腔脓肿和急性腹膜炎等。急性阑尾炎最常见的病因是阑尾管腔阻塞、细菌入侵。急性阑尾炎的病理类型包括急性单纯性阑尾炎、急性化脓性阑尾炎、坏疽性、穿孔性阑尾炎及阑尾周围脓肿。

急性阑尾炎的典型表现为转移性右下腹痛,疼痛发作多始于上腹部,逐渐移向脐周,位置不固定,6～8 小时后疼痛转移并局限于右下腹,部分患者也可在发病初即表现为右下腹痛;右下腹压痛是急性阑尾炎的重要体征。当阑尾炎症波及周围组织时,压痛范围亦相应扩大,但仍以阑尾所在部位的压痛最明显。炎症严重时出现全身中毒症状,可表现为心率增快,体温升高达38℃左右。发病早期腹痛尚未转移至右下腹时,右下腹便可出现固定压痛。

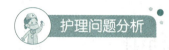

"情景导入"中的李先生腹痛明显,有发热症状,存在体液丧失现象,因此,评估李先生存在以下主要护理诊断/问题,其中"急性疼痛"为首优护理问题。
1. 急性疼痛　与阑尾炎症刺激腹膜有关。
2. 体液不足　与禁食致体液丢失过多有关。
3. 体温过高　与体液丧失、感染有关。
4. 潜在并发症:内出血、切口感染、腹腔脓肿、肠瘘有关。

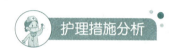

根据目前李先生的病情,护士应给予及时有效的护理措施,采取禁食、半卧位,遵医嘱应用有效抗生素控制感染等措施,以缓解患者的疼痛与腹胀;开通静脉通道及时给药、补充液体,以维持患者体液平衡和营养所需;严密观察患者的生命体征、腹痛及腹部体征的情况。如体温升高,脉搏、呼吸增快,提示炎症较重,或炎症已有扩散;如腹痛加剧,范围扩大,腹膜刺激征更明显,提示病情加重。在非手术治疗期间,若出现右下腹痛加剧、发热,血白细胞计数和中性粒细胞比值上升,则应做好急诊手术的准备。

（1）禁食。禁食期间,给予肠外营养支持。

（2）半卧位:可放松腹肌,减轻腹部张力,缓解疼痛。当明确诊断或已决定手术者疼痛剧烈时,遵医嘱给予镇痛或镇静、解痉药。

（3）应用有效抗生素控制感染:遵医嘱及时应用有效的抗生素;脓肿形成者可配合医师行脓肿穿刺抽液。高热患者给予物理降温。

（4）补充液体:观察和监测患者的尿量情况、皮肤弹性、血清电解质等,根据病情遵医嘱补充液体。

（5）病情观察:定期监测生命体征,以及观察患者腹痛、腹胀等变化。

（6）遵医嘱做好术前准备。

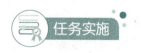

一、备皮术操作

备皮术操作见表6-1-1。

表6-1-1　备皮术操作

（一）操作前的准备工作	
1. 素质要求	着装整洁,举止端庄,态度亲切

(续表)

2. 核对	患者姓名、床号、住院号	
3. 评估	(1) 患者年龄、意识、心理状态、合作能力 (2) 患者手术部位皮肤有无破损、皮疹、瘢痕 (3) 了解患者的病情、手术方式 (4) 患者和家属对备皮知识的知晓度	
4. 操作前准备	(1) 护士：洗手、戴口罩 (2) 环境：室内清洁、明亮，保护隐私 (3) 患者：平卧位或舒适体位，保护措施妥当 (4) 物品：治疗车、一次性备皮包(图6-1-1)、手电筒、笔、手消毒液、一次性中单、生活垃圾桶、医用垃圾桶等，按取用顺序摆放，注意检查包装及有效期	

(二) 操作步骤

1. 备皮	(1) 携用物至患者床旁，核对患者姓名、床号、住院号。说明操作目的，询问大小便，取得患者配合；围帘遮挡，注意保护患者隐私 (2) 协助患者取舒适体位，充分暴露备皮的部位，将一块中单垫于皮肤下，另一块遮挡过多裸露的身体部位 (3) 洗手 (4) 检查一次性备皮包并打开 (5) 戴手套，检查一次性备皮刀片 (6) 用大棉签消毒皮肤。消毒范围：手术切口周围15 cm，下腹部手术还应包括会阴及大腿上1/3处 (7) 操作人员站于患者右侧，一只手用纱布绷紧皮肤，另一只手由上至下剃去毛发。不能逆行剃除毛发，以免损伤毛囊。备皮过程中注意观察患者病情，加强与患者沟通，动作轻柔 (8) 检查备皮部位毛发是否剃净，检查备皮皮肤有无破损 (9) 用纱布擦拭皮肤，去掉中单，脱手套，整理患者衣物，盖好被子，整理床单位，拉开围帘

(三) 操作后处理

1. 用物处置	治疗车擦拭后归回原位，正确处置备皮刀，一次性用物分类弃于垃圾桶内
2. 护士	洗手，脱口罩，记录

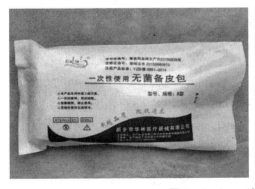
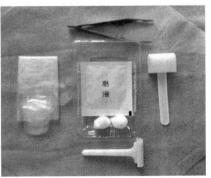

图6-1-1　一次性备皮包

二、注意事项

（1）备皮应按顺序从上至下，避免出现盲区，应顺行剃除毛发，以免损伤毛囊。
（2）随时清除刀内毛发，以免影响刀片锐利度。
（3）备皮过程中，注意动作应轻柔熟练。切勿剃破皮肤，同时注意保暖。如果有伤口，则尽可能使毛发不进入伤口范围内。
（4）有皮肤皱褶的地方，需使皮肤皱褶伸展开，再进行剃除毛发的操作。
（5）按不同手术的要求进行备皮。
（6）腹部手术准备时应清洁脐窝内污垢。

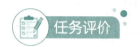

任务评价详见表6-1-2。

表6-1-2　任务评价

任务	评价内容	评价标准	分值
分析主要护理问题及护理措施	护理问题（10分）	1. **急性疼痛**　与阑尾炎症刺激腹膜有关	4分
		2. **体液不足**　与禁食致体液丢失过多有关	2分
		3. **体温过高**　与体液丧失、感染有关	2分
		4. **潜在并发症**：内出血、切口感染、腹腔脓肿、肠瘘有关	2分
	护理措施（20分）	1. 半卧位	4分
		2. 补充液体	3分
		3. 应用有效抗生素控制感染	2分
		4. 禁食，肠外营养支持	2分
		5. 病情观察	3分
		6. 遵医嘱应用解痉药物，慎用或禁用止痛药	4分
		7. 遵医嘱做好术前准备	2分
备皮操作	操作前准备（10分）	1. 素质要求：服饰整洁，举止端庄，态度亲切	2分
		2. 核对：姓名、床号、住院号	2分
		3. 评估：患者年龄、意识、病情、合作能力、相关知识知晓度等	2分
		4. 操作前准备：护士洗手、戴口罩；环境清洁、明亮；患者体位适宜，保护措施妥当；保护患者隐私。物品准备齐全	4分
	操作步骤（50分）	1. 再次核对，解释，取得配合	3分
		2. 患者体位合适，充分暴露备皮部位，注意保暖	4分
		3. 洗手	4分
		4. 检查一次性备皮包并打开	5分

（续表）

任务	评价内容	评 价 标 准	分值
		5. 戴手套,检查一次性备皮刀片	4分
		6. 用大棉签消毒皮肤	2分
		7. 备皮。备皮过程中注意观察患者病情,加强与患者沟通,动作轻柔	6分
		8. 用纱布擦拭皮肤,去掉中单	5分
		9. 用手电筒照射检查备皮部位毛发是否剃净,检查备皮皮肤有无破损	5分
		10. 脱手套	2分
		11. 整理患者衣物,盖好被子	3分
		12. 交代注意事项	3分
		13. 整理床单位,拉开围帘	4分
操作后处置（5分）		1. 洗手、脱口罩、记录	3分
		2. 用物处置规范	2分
整体规范性（5分）		动作规范,10分钟内完成	5分
		评价总分	100分

巩固与复习

一、单选题

1. 麦氏点位于（　　）。
   A. 左髂前上棘与脐连线中外 1/3 交界处
   B. 右髂前上棘与脐连线中外 1/3 交界处
   C. 左髂前上棘与脐连线中内 1/3 交界处
   D. 右髂前上棘与脐连线中内 1/3 交界处
   E. 右髂前上棘与脐连线中外 1/4 交界处
2. 急性阑尾炎最典型的症状为（　　）。
   A. 转移性脐周疼痛　　　　　　B. 转移性右下腹痛
   C. 固定性脐周疼痛　　　　　　D. 固定的右下腹痛
   E. 腹痛位置无规律
3. 可暂行保守治疗的阑尾炎类型是（　　）。
   A. 急性单纯性阑尾炎　　　　　B. 急性化脓性阑尾炎
   C. 阑尾周围脓肿　　　　　　　D. 坏疽性阑尾炎
   E. 穿孔性阑尾炎
4. 以下不属于急性阑尾炎病理类型的是（　　）。
   A. 急性单纯性阑尾炎　　　　　B. 急性化脓性阑尾炎

  C．化脓性穿孔性阑尾炎   D．坏疽性穿孔性阑尾炎
  E．阑尾周围脓肿
5．下列哪项不是急性阑尾炎术后给予半卧位的主要目的？（　　）
  A．有利于呼吸   B．减轻切口张力
  C．预防肠粘连   D．利于腹腔引流
  E．腹腔渗液积聚于盆腔

二、看图回答

1．根据图6-1-2指出阑尾炎压痛点的位置。
2．请描述不同类型阑尾炎所致的腹痛特点。
3．阑尾炎手术治疗后，为预防术后肠粘连最关键的措施是什么？

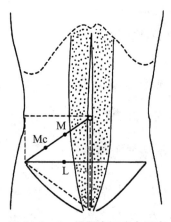

图6-1-2　阑尾炎压痛点示意

（丁　萍，农青芳）

任务二　肠梗阻患者的护理

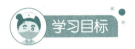

1. **知识目标**　能正确说出肠梗阻患者的护理措施及胃肠减压的目的、操作要点及注意事项。
2. **能力目标**　正确判断肠梗阻患者的护理问题，独立完成胃肠减压的护理。
3. **素质目标**　在护理过程中注重人文关怀，具有高度责任感及良好的护患沟通能力。

 情景导入

患者刘先生，30岁，因腹痛伴呕吐2日急诊入院。患者2日前无明显诱因突然出现全腹疼痛，呈阵发性绞痛，以下腹最明显，伴肠鸣音亢进，呕吐5次，最初为胃内容物，现呕吐物有粪臭味。发病后未进食，肛门未排气排便，尿量少。1年前曾行"阑尾切除术"。体格检查：急性病容，神志清楚，T 37.8℃，P 106次/分，R 20次/分，BP 106/70 mmHg，腹部膨隆，未见肠型和蠕动波，全腹压痛，以右下腹最明显，无反跳痛、肌紧张，肠鸣音亢进，可闻及气过水声。辅助检查：腹部X线检查可见广泛小肠胀气及多个气液平面。住院拟非手术治疗。

任务描述

1. 分析该患者目前的主要护理诊断/问题，并制定主要的护理措施。
2. 目前患者生命体征尚平稳，护士遵医嘱完成胃肠减压术操作。

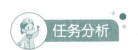

肠梗阻是外科常见的急腹症，是指肠内容物不能正常运行、顺利通过肠道。根据肠梗阻发生的基本原因，分为机械性、动力性和血运性肠梗阻；根据肠壁有无血运障碍，分为单纯性和绞窄性肠梗阻；根据梗阻部位，可分为高位（如空肠上段）和低位（如回肠末段和结肠）肠梗阻。如何评估和判断患者存在的主要护理诊断/问题？采取哪些有效的护理措施？通过学习，让我们正确掌握肠梗阻患者的护理知识和技能，运用护理程序对肠梗阻患者实施整体护理。

很多原因都会导致肠腔狭窄和肠内容物通过障碍,尤其是患者有腹部疾病史、手术史、外伤史时更易发生肠梗阻。其中粘连性肠梗阻最为常见,发生率占各类肠梗阻的 40%～60%,临床上以腹部手术后所致的粘连性肠梗阻为最多。案例中的刘先生有"阑尾切除术"的既往史,并结合之前"急性阑尾炎患者的护理"中的术后并发症相关知识,可以明确刘先生发生肠梗阻的原因。

不同类型肠梗阻的临床表现有其自身的特点,但存在腹痛、呕吐、腹胀、停止排便排气等共同表现。阵发性腹部绞痛是机械性肠梗阻的特征,持续性伴阵发性加剧的绞痛提示绞窄性肠梗阻或机械性肠梗阻伴感染。呕吐随梗阻部位高低而有所不同,高位梗阻者呕吐早、频繁,呕吐物主要为胃及十二指肠内容物,低位梗阻者呕吐迟而少,可吐出粪样物,绞窄性肠梗阻者呕吐物呈咖啡样或血性;高位肠梗阻因呕吐频繁,腹胀较轻,低位梗阻腹胀明显;停止肛门排便排气者多见于急性完全性肠梗阻。"情景导入"中刘先生的主诉及症状描述均符合肠梗阻的典型表现,目前尚未发生绞窄性肠梗阻。

X 线检查对诊断肠梗阻有很大价值,一般在梗阻 4～6 小时后,腹部 X 线立位平片可见到多个气液平面及胀气肠袢。

处理原则是纠正肠梗阻引起的全身生理紊乱和解除梗阻。无论采取非手术治疗还是手术治疗,都应先实施基础治疗措施,包括禁食、胃肠减压、纠正水电解质酸碱平衡失调、防治感染和中毒。

"情景导入"中的刘先生目前存在腹痛、体液不足、体温过高等护理问题,应及时实施禁食、胃肠减压、补液等护理措施。

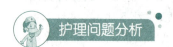

"情景导入"中的刘先生腹痛明显,有呕吐、尿量减少,且发病后未进食,存在体液丢失现象,体温超过正常值,因此,评估刘先生存在以下主要护理诊断/问题,其中"急性疼痛"为首优护理问题。

1. **急性疼痛**　与肠蠕动增强、肠壁缺血有关。
2. **体液不足**　与呕吐、禁食、肠腔积液致体液丢失过多有关。
3. **体温过高**　与体液丢失、感染有关。
4. **潜在并发症**:肠坏死、腹腔感染、感染性休克、肠瘘。

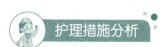

根据目前刘先生的病情,护士应给予及时有效的护理措施,采取禁食、持续胃肠减压、半卧位、遵医嘱应用解痉药物等措施缓解患者的疼痛与腹胀;开通静脉通道,及时给药、补充液体,以维持患者体液平衡和营养所需;密切观察患者的病情变化,预防并及时处理并发症,尤其是警惕发生绞窄性肠梗阻;必要时做好术前准备工作。

(1)禁食。

(2)**胃肠减压**:是缓解肠梗阻患者疼痛与腹胀的重要护理措施。胃肠减压是利用负压吸引和虹吸作用,将积聚于胃肠道内的气体及液体通过鼻胃管吸出,降低胃肠内压力和膨胀程度,减轻患者腹痛、腹胀症状,以达到解除肠梗阻的目的。胃肠减压期间保持管道通畅和有效负压,注意观察并记录引流液颜色、性状和量。

(3) 半卧位:协助患者采取低半卧位,减轻腹肌紧张,有利于患者的呼吸。

(4) 应用解痉药物:遵医嘱应用阿托品、山莨菪碱等抗胆碱类药物,以解除胃肠道平滑肌的痉挛,抑制胃肠腺体的分泌,缓解患者腹痛。

(5) 补充液体:观察和监测患者的尿量、呕吐情况、皮肤弹性、血清电解质等,根据病情遵医嘱补充液体。

(6) 禁食期间,给予肠外营养支持。

(7) 病情观察:定期监测生命体征以及观察患者腹痛、腹胀、呕吐等变化,尤其警惕绞窄性肠梗阻发生的可能。观察期间慎用或禁用止痛药,以免掩盖病情。

(8) 遵医嘱做好术前准备。

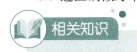

绞窄性肠梗阻

绞窄性肠梗阻是肠壁血运发生障碍的肠梗阻,可因肠系膜血管受压、血栓形成或栓塞等引起。肠管血液循环障碍可导致肠壁坏死、穿孔,继发弥漫性腹膜炎和严重的脓毒血症,病情危重且进展较快,预后不好,应引起高度重视。

出现下列情况时应考虑绞窄性肠梗阻,及时报告医生:

(1) 病情发展迅速,早期出现休克,抗休克治疗后改善不显著。

(2) 腹痛发作急骤,起始即持续性剧烈疼痛,或在阵发性加重之间仍有持续性疼痛,肠鸣音不亢进。呕吐出现早、剧烈而频繁。

(3) 有明显腹膜刺激征,体温上升,脉率增快,白细胞计数增高。

(4) 腹胀不均匀,腹部局部隆起或触及有压痛的肿块(肿大的肠袢)。

(5) 呕吐物、胃肠减压抽出液、肛门排出物为血性,或腹腔穿刺抽出血性液体。

(6) 经过积极的非手术治疗但症状体征无明显改善。

(7) 腹部 X 线见孤立、突出胀大的肠袢,不因时间而改变位置,或有假肿瘤状阴影,或肠间增宽,提示有腹腔积液。

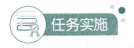

一、胃肠减压术操作

胃肠减压术操作流程见表 6-2-1。

表 6-2-1 胃肠减压术操作流程

(一)操作前的准备工作	
1. 素质要求	鞋帽、服装整洁,举止端庄,态度亲切
2. 核对	患者姓名、床号、住院号

(续表)

3. 评估	(1) 患者年龄、意识、合作能力 (2) 患者鼻腔通畅及插管周围皮肤黏膜情况 (3) 了解患者病情:有无胃-食管静脉曲张、腹部体征及胃肠功能情况 (4) 患者和家属对胃肠减压知识的知晓度
4. 操作前准备	(1) 护士:洗手、戴口罩 (2) 环境:室内清洁、明亮,保护隐私 (3) 患者:半卧位或舒适体位,保护措施妥当 (4) 物品:治疗车、治疗盘、治疗碗、治疗巾、一次性胃管、负压引流装置、镊子、压舌板、棉签、纱布、20 ml 注射器、液体石蜡、手电筒、听诊器、胶布、无菌手套、胃管标识贴、笔、表、手消毒液、生活垃圾桶、医用垃圾桶等(图6-2-1),按取用顺序摆放,注意检查包装及有效期
(二) 操作步骤	
1. 置入鼻胃管	(1) 携用物至患者床旁,核对患者姓名、床号、住院号。说明操作目的,取得患者配合,必要时围帘遮挡 (2) 协助患者取坐位或斜坡卧位,治疗巾围于颌下,清洁鼻腔 (3) 打开胃管包装,测量插管长度(一般成人胃肠减压置入鼻胃管长度为55~60 cm),即从前额发际至胸骨剑突处或鼻尖经耳垂至胸骨剑突处的距离(图6-2-2) (4) 液状石蜡润滑胃管前段,沿选定鼻孔缓缓插入,至咽喉部(插入10~15 cm)时嘱患者做吞咽动作,随后顺势将胃管推进,至预定长度 (5) 检查胃管在胃内 (6) 胶布固定胃管(图6-2-3)
2. 连接负压装置	(1) 调整负压装置,将负压装置与胃管连接(图6-2-4),妥善固定负压装置 (2) 观察引流是否通畅,观察引流液颜色、量等 (3) 向患者及家属交代注意事项,整理床单位,清理用物
(三) 操作后处理	
1. 用物处置	治疗盘、治疗车擦拭后归回原位,一次性用物分类弃于垃圾桶内,治疗碗、弯盘等送供应室集中清洗消毒
2. 护士	洗手,脱口罩,记录
3. 日常护理	观察胃肠减压管连接是否紧密,维持有效负压,保持引流通畅,观察引流液颜色、性状及量,评估患者的胃肠功能

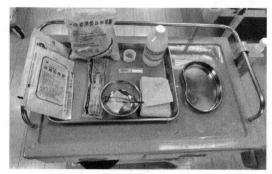

图6-2-1 用物准备

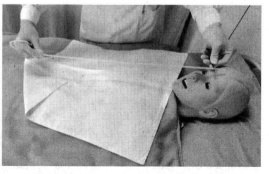

图6-2-2 测量插入长度

任务二 肠梗阻患者的护理

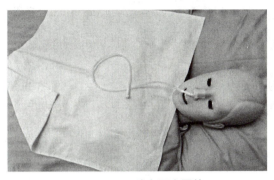

图6-2-3 胶布固定胃管

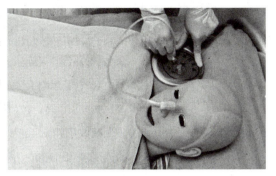

图6-2-4 负压瓶连接胃管

二、注意事项

（1）插管过程中，若患者出现恶心，应休息片刻，嘱其深呼吸再插入；如果出现呛咳、呼吸困难、发绀等情况应立即拔出，休息后再重新插入。

（2）妥善固定胃肠减压管，避免扭曲、受压或脱出。

（3）引流装置及引流接管应每日更换1次。

（4）保持胃管的通畅，维持有效的负压吸引，经常挤压胃管，防止内容物阻塞。

（5）严密观察引流液的颜色、量、性质，记录24小时引流量。

（6）胃肠减压期间患者应禁食和饮水，加强口腔护理。

（7）胃肠减压期间注意加强营养，适当补液，维持水、电解质平衡。

（8）为昏迷患者插胃管时，患者取去枕平卧，头向后仰，当胃管插入10～15 cm时，将患者头部托起，使下颌靠近胸骨柄，以增大咽喉部通道的弧度，便于胃管顺利通过会厌部。

（9）长期胃肠减压者，根据产品要求按时更换胃管，从另一侧鼻孔插入。

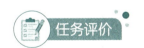

任务评价详见表6-2-2。

表6-2-2 任务评价

任务	评价内容	评价标准		分值
分析主要护理问题及护理措施	护理问题（10分）	1. **急性疼痛**	与肠蠕动增强、肠壁缺血有关	4分
		2. **体液不足**	与呕吐、禁食、肠腔积液致体液丢失过多有关	2分
		3. **体温过高**	与体液丧失、感染有关	2分
		4. **潜在并发症**：肠坏死、腹腔感染、感染性休克		2分
	护理措施（20分）	1. 胃肠减压		5分
		2. 半卧位		3分
		3. 补充液体		2分

(续表)

任务	评价内容	评 价 标 准	分值
		4. 禁食,肠外营养支持	2分
		5. 病情观察,警惕绞窄性肠梗阻发生的可能	3分
		6. 遵医嘱应用解痉药物,慎用或禁用止痛药	3分
		7. 遵医嘱做好术前准备	2分
	操作前准备 (10分)	1. 素质要求:服饰整洁,举止端庄,态度亲切	2分
		2. 核对:姓名、床号、住院号	2分
		3. 评估:患者年龄、意识、病情、合作能力、相关知识知晓度等	2分
		4. 操作前准备:护士洗手、戴口罩;环境清洁、明亮;患者体位适宜,保护措施妥当;物品准备齐全	4分
胃肠减压术操作	操作步骤 (55分)	1. 再次核对,解释,取得患者配合	2分
		2. 患者体位合适,正确铺巾,清洁鼻腔	5分
		3. 戴手套,检查胃管	5分
		4. 测量插管长度方法正确	5分
		5. 润滑胃管前段,沿一侧鼻孔插入,深度合适	5分
		6. 正确指导患者做吞咽动作、深呼吸	5分
		7. 确定胃管在胃内	5分
		8. 脱手套,鼻部固定胃管稳妥、美观	5分
		9. 连接负压装置,合理固定,并保持有效负压吸引	6分
		10. 正确标识胃管	2分
		11. 交代注意事项	3分
		12. 整理床单位	2分
	操作后处置 (5分)	1. 洗手、脱口罩、记录	3分
		2. 用物处置规范	1分
		3. 日常护理	1分
	整体规范性 (5分)	动作规范,12分钟内完成	5分
		评价总分	100分

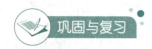

一、单选题

1. 高位小肠梗阻的特征表现是(　　)。

A．呕吐频繁　　　　　B．腹部包块　　　　　C．腹胀明显
D．停止排便排气　　　E．叩诊呈鼓音

2．高位小肠梗阻患者呕吐的特点是（　　）。
A．多为蛔虫引起的梗阻　　　　B．呈喷射状
C．呈溢出性　　　　　　　　　D．出现较晚，呈粪样
E．出现较早，以胃及十二指肠内容物为主

3．肠梗阻的主要临床表现是（　　）。
A．肛门停止排便排气　　B．呕吐　　　　　　C．腹胀
D．腹痛　　　　　　　　E．以上都是

4．急性肠梗阻患者，最重要的非手术治疗措施为（　　）。
A．高压灌肠　　　　　　B．胃肠减压　　　　C．去枕平卧位
D．及早进食　　　　　　E．吗啡镇痛

5．鉴别单纯性肠梗阻和绞窄性肠梗阻的要点为（　　）。
A．梗阻的原因　　　　　B．梗阻的严重程度
C．肠壁有无血运障碍　　D．有无并发症
E．梗阻的时间

二、看图回答

1．根据图6-2-5，判断肠梗阻的类型。
2．此类肠梗阻多见于哪一类人群？
3．请描述此类肠梗阻的典型症状。

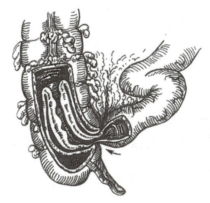

图6-2-5　肠梗阻

（任洁娜）

任务三　胃癌患者的护理

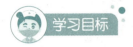

1. **知识目标**　能正确复述胃癌的临床表现、护理措施。
2. **能力目标**　能正确识别胃大切除术后发生的并发症,能正确实施术后护理措施。
3. **素质目标**　在护理过程中注重人文关怀,具有高度责任心及良好的护患沟通能力。

　　患者王女士,52岁,因上腹部饱胀不适伴反酸、恶心、疼痛2个月余入院。患者于2个月前开始出现上腹部疼痛、食欲减退、反酸嗳气,自行服抗酸药无明显好转,2个月以来患者体重下降5 kg。既往患慢性萎缩性胃炎。诊断:胃癌。患者在全麻下行胃癌根治术(毕Ⅱ式胃大部分切除术)。术后第7日,患者在进餐半小时后出现心悸、出汗、全身无力、头晕、恶心、呕吐等症状。

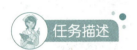

1. 分析该患者目前存在的主要护理诊断/问题。
2. 判断并针对患者术后出现的并发症,制定相应的护理措施。

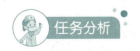

　　胃癌是我国最常见恶性肿瘤之一,好发年龄在50岁以上,男性发病率高于女性。胃癌的病因尚未完全清楚,与地域环境、饮食习惯、幽门螺旋杆菌感染、遗传因素等因素有关,其中幽门螺旋杆菌感染是引发胃癌的主要因素之一。如何评估和判断患者存在的主要护理诊断/问题?采取哪些有效的护理措施?通过学习,让我们正确掌握胃癌患者的护理知识和技能,运用护理程序对患者实施整体护理。
　　胃癌发展所处的阶段可分为早期和进展期。早期胃癌是指胃癌仅局限于黏膜和黏膜下层,不论病灶大小或有无淋巴结转移。进展期胃癌包括中、晚期胃癌,其中癌组织超出黏膜下层侵入胃壁肌层为中期胃癌;病变达浆膜下层或是超出浆膜向外浸润至邻近脏器或有转移者为晚期胃癌。

胃癌好发部位以胃窦部为主,其次是胃底贲门部。淋巴转移是胃癌的主要转移途径。血行转移常发生在晚期,胃癌细胞经门静脉或体循环转移至肝、肺、胰、骨骼、肾、脑等,以肝转移为多见。

早期胃癌多无明显症状和体征,部分患者可有上腹隐痛、嗳气、反酸、进食后饱胀、上腹部深压不适等表现。随着病情的发展,症状日益加重,常有上腹疼痛、食欲不振、呕吐、乏力、消瘦等症状,肿瘤溃破血管后可有呕血和黑便,晚期可扪及上腹部肿块。若出现远处转移时,可有肝大、腹水、锁骨上淋巴结肿大等症状。

胃镜检查是诊断胃癌的最有效方法。可直接观察胃黏膜病变的部位和范围,并可直接取病变组织做病理学检查。螺旋CT可判断胃癌病变范围、局部淋巴结转移和远处转移情况,有助于胃癌的诊断和术前临床分期。

早期发现、早期诊断和早期治疗是提高胃癌疗效的关键。外科手术是治疗胃癌的主要手段。对中晚期胃癌,积极辅以化学治疗、放射治疗及免疫治疗等综合治疗以提高疗效。胃大部切除术是主要的手术方式,包括切除全部幽门窦在内的3/5~4/5胃组织。胃大部切除后根据胃肠道重建的方式可分为毕Ⅰ式、毕Ⅱ式(图6-3-1)、胃空肠Roux-en-Y吻合。

术后并发症包括胃出血、十二指肠残端破裂、输出/入段梗阻、倾倒综合征、反流性胃炎、吻合口溃疡、营养性并发症及残胃癌等。

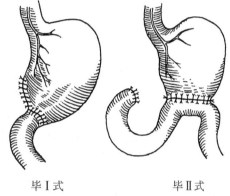

图6-3-1 毕Ⅰ式、毕Ⅱ式手术

(1) 术后胃出血:发生在术后24小时以内的出血,多与术中止血不彻底有关。若术后短期内从胃管不断引流鲜红色血性液体,24小时后仍未停止,甚至出现呕血和黑便,则系术后出血。

(2) 十二指肠残端破裂:是毕Ⅱ式胃大部切除术后早期严重并发症。多由手术中十二指肠残端处理不当或空肠输入袢梗阻致十二指肠内张力过高所致。多发生在术后24~48小时,患者出现突发性上腹部剧痛、发热和腹膜刺激征;白细胞计数增加;腹腔穿刺可抽得胆汁样液体。

(3) 吻合口破裂或吻合口瘘:这是胃大部切除术后的早期严重并发症之一。与缝合不当、吻合口张力过大、组织供血不足有关,贫血、低蛋白血症和组织水肿者易发生。多发生在术后1周内,患者出现高热、脉速等全身中毒症状,腹膜炎以及腹腔引流管引流含肠内容物的混浊液体。如发生较晚,多数形成局部脓肿或外瘘。

(4) 胃排空障碍:与精神因素、输出袢痉挛、吻合口水肿、低蛋白血症、饮食结构改变等因素有关。常发生在术后4~10日,患者出现上腹饱胀、钝痛和呕吐,呕吐含胆汁胃内容物。

(5) 术后梗阻:根据梗阻部位可分为输入袢梗阻、输出袢梗阻和吻合口梗阻,前两者见于毕Ⅱ式胃大部切除术后。患者常表现上腹部疼痛、饱胀、呕吐、上腹有压痛性肿块等。

(6) 倾倒综合征:由于行胃大部切除术后,失去幽门对胃排空的控制,导致胃排空过快所产生的一系列症候群。根据进食后症状出现的时间可分为早期与晚期2种类型。

早期倾倒综合征多因餐后大量高渗性食物快速进入十二指肠或空肠,致肠道内分泌细胞大量分泌肠源性血管活性物质,加上渗透压作用使细胞外液大量移入肠腔,从而引起一系列胃肠道症状。多发生在进食后半小时内,患者出现心悸、心动过速、出汗、全身无力、面色苍白和头晕、腹部饱胀不适或绞痛、恶心呕吐和腹泻等。

晚期倾倒综合征,又称为低血糖综合征,主要因为进食后,胃排空过快,含糖食物迅速进入空肠后被过快吸收使血糖急速升高,刺激胰岛素大量释放,而当血糖下降后,胰岛素并未相应减少,继而发生反应性低血糖。餐后2~4小时患者出现心慌、出冷汗、面色苍白、手颤、无力,甚至虚脱等。

"情景导入"中王女士的症状描述均符合早期倾倒综合征的典型表现,处理原则的重点是调整患者饮食。

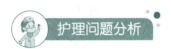

"情景导入"中的王女士为胃大部切除术后第7天,患者在进餐半小时后出现心悸、出汗、全身无力、头晕、恶心、呕吐等症状。护士应给予调整饮食、加强健康教育等护理。

1. **营养失调:低于机体需要量**　与胃肠道症状有关。
2. **知识缺乏**　不了解倾倒综合征相关知识。
3. **潜在并发症:低血糖休克**。

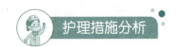

应给予王女士的护理措施包括以下内容。

（1）指导患者调整饮食,即少食多餐,避免过甜、过咸、过浓的流质饮食;宜进低碳水化合物、高蛋白饮食;用餐时限制饮水喝汤。

（2）进餐后平卧20分钟。

（3）如出现低血糖症状,可稍进食糖类食物,即可缓解。

（4）告知患者经饮食调整后,术后半年到1年内症状可减轻或消失。

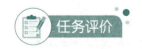

任务评价详见表6-3-1。

表6-3-1　任务评价

任务	评价内容	评价标准	分值
判断主要护理问题	护理问题（20分）	1. 营养失调:低于机体需要量　与胃肠道症状有关	6分
		2. 知识缺乏　不了解倾倒综合征相关知识	8分
		3. 潜在并发症:低血糖休克	6分

(续表)

任务	评价内容	评 价 标 准	分值
实施术后护理措施	护理措施（80分）	1. 调整饮食	30分
		2. 饮食后体位适当	15分
		3. 预防低血糖	15分
		4. 健康教育	20分
	评价总分		100分

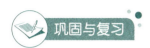

单选题

1. 早期倾倒综合征的特征表现是（   ）。
   A．发生在进餐后半小时内　　　　B．心悸
   C．全身无力明显　　　　　　　　D．头晕
   E．出汗

2. 晚期倾倒综合征的特征表现是（   ）。
   A．发生在进餐后 2～4 小时内　　B．心悸
   C．全身无力明显　　　　　　　　D．头晕
   E．出汗

3. 早期倾倒综合征的饮食调整错误的是（   ）。
   A．少量多餐　　　　　　　　　　B．低碳水化合物
   C．高蛋白饮食　　　　　　　　　D．少食过甜、过咸流质
   E．多喝汤

4. 早期倾倒综合征的护理正确的是（   ）。
   A．进餐后半卧 20 分钟　　　　　B．进餐后平卧 20 分钟
   C．进餐后宜散步　　　　　　　　D．进餐后多饮水
   E．进餐后做家务

（贺鲜娇）

任务四　直肠癌患者的护理

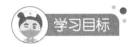

1. **知识目标**　能正确说出直肠癌的临床表现和护理措施,肠造口护理的目的、操作要点及注意事项。
2. **能力目标**　能对直肠癌术后患者正确实施肠造口护理。
3. **素质目标**　在护理过程中注重人文关怀,具有高度责任心及良好的护患沟通能力。

　　患者李先生,57岁,因间歇性下腹疼痛、便血1个月余入院。患者诉2个月前出现大便形状改变,伴黏液血便,下腹间歇性疼痛,近1个月出现便意频繁,便感不尽。直肠指诊示直肠前壁可扪及高低不平的质硬肿块,指套退出时染有血迹及黏液。肠镜检查提示:距肛缘3 cm处可见一个2 cm×4 cm环形溃疡,占肠腔3/4周。初步诊断为:直肠癌。入院后完善相关检查,在全麻下行直肠癌经腹会阴联合切除术(Miles术)。术后腹部有永久性结肠造口,造口呈粉红色,有轻微水肿;患者于下腹部留置造口袋,情绪低落,产生恐惧和担忧。

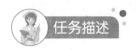

1. 分析该患者目前存在的主要护理诊断/问题,并制定相应的护理措施。
2. 护士实施肠造口护理操作。

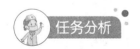

　　直肠癌的治疗以外科手术为主。直肠癌根治性手术经腹会阴联合切除(Miles手术),适用于距肛缘不足7 cm的直肠下段癌,切除范围包括乙状结肠及其系膜、直肠、肛管、肛提肌、坐骨直肠窝内组织和肛门周围皮肤,血管在肠系膜下动脉根部或结肠左动脉分支处下方结扎切断,清扫相应的动脉旁淋巴结。腹部做永久性结肠造口(人工肛门)。如何评估和判断患者行直肠癌根治术后存在的主要护理诊断/问题?采取哪些有效的护理措施?通过学习,

任务四 直肠癌患者的护理

让我们正确掌握直肠癌患者术后的护理知识和技能,运用护理程序对直肠癌术后患者实施整体护理。

辅助检查:直肠指诊示直肠前壁可扪及高低不平的质硬肿块,肠腔狭窄呈环形,指套退出时染有血迹及黏液。肠镜检查提示:距肛缘 3 cm 处可见一个 2 cm×4 cm 环形溃疡,占肠腔 3/4 周。"情景导入"中的李先生符合直肠癌根治性手术经腹会阴联合切除(Miles 手术)的手术指征。

直肠癌根治性手术是在全麻下完成,术后常规护理措施包括禁食、肠外营养、维持水电解质酸碱平衡、各类引流管、肠造口护理等。肠造口的观察和护理是重点部分,正常造口与口腔黏膜颜色一样,呈粉红色、淡红色或牛肉红色,质地柔软、光滑,一般为圆形或椭圆形。造口黏膜一般高于皮肤 1~2 cm,直径为 2~4 cm。术后初期有轻微的水肿。

"情景导入"中的李先生在全麻下行直肠癌经腹会阴联合切除术,目前存在行永久性肠造口后心理适应程度、生活能否自理、营养失调等主要护理问题。应针对其手术方式采取相应的护理措施。

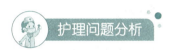

"情景导入"中的李先生行永久性肠造口术,手术后生命体征平稳,因此,评估李先生存在以下主要护理诊断/问题,其中"焦虑"为首优护理问题。

1. **焦虑**　与担心造口影响生活有关。
2. **营养失调:低于机体需要量**　与癌肿慢性消耗、手术创伤有关。
3. **身体意向紊乱**　与行造口后排便方式改变有关。
4. **潜在并发症**:切口感染、吻合口瘘、造口及周围皮肤并发症等。

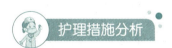

直肠癌术后的护理措施主要包括病情观察、饮食活动指导、引流管护理、造口护理、心理护理及并发症的预防等方面。护士应给予李先生的护理措施包括以下内容。

1. **病情观察**　术后每 30 分钟测一次血压、脉搏、呼吸,患者生命体征平稳后可改为每小时测一次,术后 24 小时病情平稳后逐步延长间隔时间。

2. **体位**　全麻尚未清醒者,应取平卧位,头偏向一侧;病情平稳后,可改半卧位,以利于患者呼吸和引流。

3. **饮食**　术后早期禁食,静脉补充水、电解质及营养物质。术后肛门排气或肠造口开放后可以饮水,无不适后可进流质饮食,但忌进食易引起胀气的食物;术后 1 周进少渣半流质饮食,2 周左右可进普食。

4. **活动**　患者卧床期间,可鼓励其床上翻身、活动四肢;术后第 1 日,患者情况许可时,可协助患者下床活动,以促进肠蠕动的恢复,减轻腹胀,避免肠粘连。活动时注意保护伤口,避免牵拉。

5. **引流管护理**　保持尿管通畅、会阴部清洁,观察尿液的颜色、性状和量;拔管前先试行夹管以训练膀胱舒缩功能,防止发生排尿功能障碍;妥善固定腹腔引流管,保持引流管通畅；观察并记录引流液的颜色、性状和量；保持引流管口周围皮肤清洁、干燥，定时更换敷料。

6. 肠造口护理

(1) 肠造口评估：活力、高度、形状与大小，注意观察是否发生肠造口并发症。

(2) 佩戴造口袋：造口袋有2种：①一件式造口袋，底盘与便袋合一，使用时只需将底盘直接粘贴于造口周围皮肤上即可，用法简单，但清洁不方便；②两件式造口袋，底盘与便袋分离，使用时先将底盘粘贴于造口周围皮肤上，再将便袋安装在底盘上，便袋可随时取下进行清洗。当造口袋内充满1/3的排泄物时，应及时倾倒，以防因重力牵拉而影响造口底盘的粘贴。

(3) 更换造口袋：①取下造口袋，动作轻柔，以免损伤皮肤。②先用生理盐水或温水清洁造口及周围皮肤，再用干燥清洁柔软的毛巾、纱布或纸巾抹干，观察造口及周围皮肤情况。③用造口测量板测量造口的大小。④根据测量的结果，在底盘开口裁剪至合适大小，原则上底盘开口直径大于造口直径1～2 mm。⑤揭除底盘粘贴的保护纸，底盘开口正对造口，将底盘平整地粘贴在造口周围皮肤上，用手均匀按压底盘及周边，使其与皮肤粘贴紧密；若为两件式造口袋，先粘贴底盘，再将便袋安装在底盘上。⑥扣好造口袋尾部袋夹。

7. 心理护理　许多患者在术后真正面对造口时，仍表现出消极悲观情绪。因此，护士应主动与患者交谈，鼓励其说出内心的真实感受，有针对性地进行帮助；也可让患者及家属多与同病种的患者交流，以排解其孤立、无助感，拥有积极乐观的态度面对造口，逐步掌握造口自我护理技能并逐渐恢复正常生活。

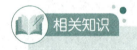

造口及周围皮肤常见并发症

(1) 造口出血：常发生在术后72小时，是造口器材摩擦或疾病所致，多见于肠黏膜与皮肤连接处毛细血管及小静脉出血。

(2) 造口缺血坏死：多由于造口血运不良、张力过大引起。若肠造口出现暗红色或紫色，提示肠黏膜缺血；若局部或全部肠管变黑，则提示肠管缺血坏死。

(3) 造口狭窄：由于造口周围瘢痕牵缩，可引起造口狭窄。观察患者是否出现腹痛、腹胀、恶心、呕吐、停止排气、排便等肠梗阻症状，也可将示指缓慢插入造口进行探查。

(4) 造口回缩：可能是造口肠段系膜牵拉回缩、造口感染等因素所致。

(5) 造口脱垂：大多由于肠段保留过长或固定欠牢固、腹壁肌层开口过大、术后腹内压增高等因素引起。

(6) 皮肤黏膜分离：常因造口局部坏死、缝线脱落或缝合处感染等引起。

(7) 粪水性皮炎：多由于造口位置差难贴造口袋、底盘开口裁剪过大等导致粪便长时间刺激皮肤所致。

(8) 造口旁疝：主要因造口位于腹直肌外或腹部肌肉力量薄弱及持续腹内压增高等所致。

造口并发症彩图

三、任务实施

一、肠造口护理操作

肠造口护理操作流程见表6-4-1。

表6-4-1　肠造口护理操作流程

	（一）操作前的准备工作
1. 素质要求	鞋帽、服装整洁,举止端庄,态度亲切
2. 核对	患者姓名、床号、住院号
3. 评估	(1) 患者对造口接受程度及造口护理知识了解程度 (2) 造口的功能状况 (3) 患者心理接受程度 (4) 患者自理程度,决定采取护理的方式 (5) 观察造口类型及造口情况 (6) 解释操作目的,取得患者配合
4. 操作前准备	(1) 护士:洗手、戴口罩 (2) 环境:室内清洁、明亮,保护隐私 (3) 患者:仰卧位,保护措施妥当 (4) 物品(图6-4-1):手消毒液,铺清洁治疗巾的治疗盘内放置造口袋、夹子、造口度量尺和剪刀,治疗碗2个(一个盛生理盐水或温开水棉球,另一个盛干纱布1~2块),卫生纸(可由患者准备),碳片、造口护肤粉、防漏膏、皮肤保护膜、盛污物容器、手套等,按取用顺序摆放,注意检查包装及有效期
	（二）操作步骤(图6-4-2)
1. 去除造口袋	(1) 携用物至患者床旁,核对患者姓名、床号、住院号。说明操作目的,取得患者配合,围帘遮挡 (2) 协助患者取仰卧位 (3) 戴手套,一手轻按腹壁,另一手从上至下缓慢撕下造口袋,观察内容物情况,并将开口向内卷好,用卫生纸包裹后置于盛污物容器内 (4) 先用卫生纸擦去造口及周围残留的排泄物,观察造口及周围皮肤情况,用湿棉球擦拭造口及周围皮肤至干净为止,再用纱布轻轻擦干
2. 安装造口袋	(1) 用造口度量尺测量造口的大小和形状并做标记,按照测量好的尺寸用剪刀将造口袋底盘剪好(一般开口要比造口本身大1~2mm),撕去粘贴面上的纸片,手不可触粘贴面。如有需要,使用造口护肤粉、皮肤保护膜和防漏膏 (2) 根据造口位置,由下而上将造口袋贴上,避免皱褶,用封口夹扣紧开口 (3) 将碳片贴于造口袋上方,并针刺若干小孔 (4) 向患者及家属交代注意事项,整理床单位,致谢
	（三）操作后处理
1. 用物处置	治疗盘、治疗车擦拭后归回原位,一次性用物分类弃于垃圾桶内,治疗碗等送供应室集中清洗消毒
2. 护士	洗手,脱口罩,记录
3. 日常护理	向患者解释利用造口袋进行造口管理的重要性,强调患者学会操作的必要性;向患者介绍造口特点以减轻恐惧感,引导其尽快接受造口的现实而主动参与造口自我护理

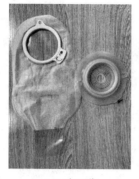
(a) 造口袋

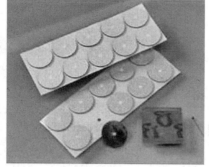
(b) 碳片

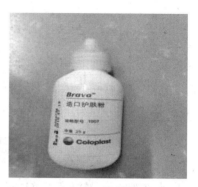
(c) 造口护肤粉

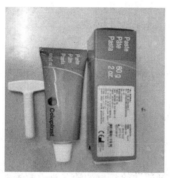
(d) 防漏膏

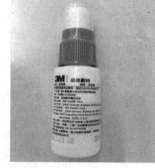
(e) 皮肤保护膜

图 6-4-1　造口护理用物

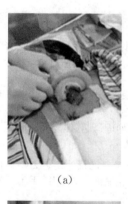
(a)

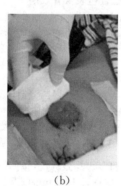
(b)

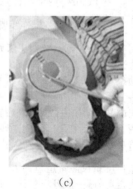
(c)

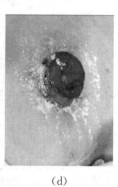
(d)

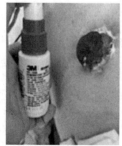
(e)

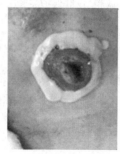
(f)

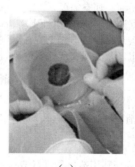
(g)

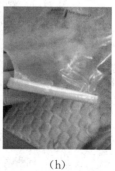
(h)

图 6-4-2　造口护理操作步骤

二、注意事项

（1）护理过程中注意向患者详细讲解操作步骤。

（2）更换造口袋时应当防止袋内容物排出造成污染。

（3）撕离造口袋时注意保护皮肤，防止皮肤损伤。

（4）注意造口与伤口距离，保护伤口，防止污染伤口。

（5）贴造口袋前一定要保证造口周围皮肤干燥。

（6）造口袋裁剪时与实际造口方向相反，不规则造口要注意裁剪方向。

（7）造口袋底盘与造口黏膜之间保持适当空隙（1～2 mm），缝隙过大粪便刺激皮肤易引起皮炎，过小底盘边缘与黏膜摩擦将会导致不适甚至出血。

（8）如使用造口辅助用品应当在使用前认真阅读产品说明书，如使用防漏膏应当按压底盘15～20分钟。

（9）教会患者观察造口周围皮肤的血运情况，并定期手扩造口，防止造口狭窄。

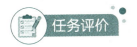

任务评价详见表6-4-2。

表6-4-2 任务评价

任务	评价内容	评价标准	分值
分析主要护理问题及护理措施	护理问题（10分）	1. **焦虑** 与担心造口影响生活有关	4分
		2. **营养失调**：低于机体需要量 与癌肿慢性消耗、手术创伤有关	2分
		3. **身体意向紊乱** 与行造口后排便排便方式改变有关	2分
		4. **潜在并发症**：切口感染、吻合口瘘、造口及周围皮肤并发症等	2分
	护理措施（20分）	1. 病情观察	3分
		2. 体位：未清醒者取平卧位、头偏一侧；病情平稳后改半卧位	3分
		3. 饮食指导	2分
		4. 活动指导	2分
		5. 引流管护理：尿管、腹腔引流管	3分
		6. 肠造口护理	4分
		7. 心理护理	3分
肠造口护理	操作前准备（10分）	1. 素质要求：服饰整洁，举止端庄，态度亲切	2分
		2. 核对：姓名、床号、住院号	2分
		3. 评估：排便情况，造口色泽、大小、造口周围皮肤情况，心理状态，合作程度，对造口护理相关知识的了解程度	2分
		4. 操作前准备：护士洗手、戴口罩、手套；环境清洁、明亮；患者体位适宜，保护措施妥当；物品准备齐全	4分

(续表)

任务	评价内容	评 价 标 准	分值
	操作步骤 (50分)	1. 再次核对、解释,取得患者配合	3分
		2. 患者体位合适	4分
		3. 剥除底盘	5分
		4. 清洁造口周围皮肤	5分
		5. 测量造口大小	5分
		6. 底盘开孔	5分
		7. 检查开孔大小	5分
		8. 撕去玻璃纸	5分
		9. 粘贴造口袋(一件式);先粘贴底盘,再安装造口袋(二件式)	5分
		10. 用封口夹扣紧开口	3分
		11. 粘贴碳片	2分
		12. 交代注意事项、整理、致谢	3分
	操作后处置 (5分)	1. 洗手、脱口罩、记录	3分
		2. 用物处置规范	1分
		3. 日常护理	1分
	整体规范性 (5分)	动作规范,12分钟内完成	5分
		评价总分	100分

巩固与复习

单选题

1. 患者男性,52岁。近4个月来排便次数增加,每天3～4次,伴里急后重感,大便表面带血及黏液。该患者可能患有(　　)。
   A. 肠梗阻　　　　　　　　　　B. 肠扭转
   C. 结肠癌　　　　　　　　　　D. 直肠癌
   E. 肛门周围脓肿

2. 直肠癌患者最常见的临床表现是(　　)。
   A. 直肠刺激症状　　　　　　　B. 黏液血便
   C. 肠梗阻症状　　　　　　　　D. 会阴部持续性剧痛
   E. 贫血

3. 患者杨女士,40岁,6个月前无明显诱因出现粪便表面有时带血及黏液,伴大便次数增多,每日3～4次,有排便不尽感,无腹痛。经直肠指诊,距肛缘6 cm触及一肿块,应考虑采取的手术方式是(　　)。
A．Miles 手术 B．直肠息肉摘除术
C．Dixon 手术 D．乙状结肠造口术
E．左半结肠造口术

4. 患者直肠癌根治术后,造口周围皮肤保护的健康指导不包括(　　)。
A．擦干后涂上锌氧油 B．注意有无红肿、破溃
C．及时清洁皮肤 D．常规使用乙醇消毒
E．防止粪水浸渍

5. 指导结肠造口的患者更换造口袋的指征是排泄物充满造口袋的(　　)。
A．1/5 B．1/4
C．1/3 D．1/2
E．2/5

(贺鲜娇)

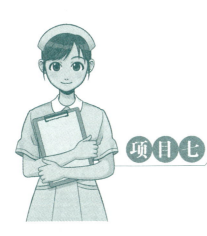

项目七 肝胆疾病患者的护理

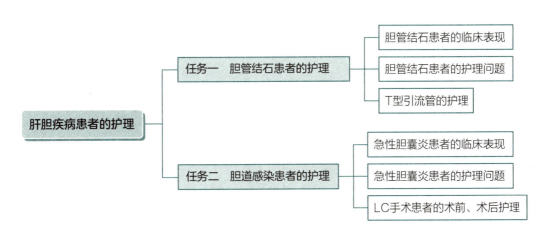

任务一　胆管结石患者的护理

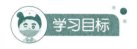

1. **知识目标**　能正确说出胆管结石患者的临床表现、护理措施、T 型管引流术的目的及注意事项。
2. **能力目标**　能为胆管结石手术后患者正确实施 T 型引流管护理。
3. **素质目标**　在护理过程中注重人文关怀,具有高度责任心及良好的护患沟通能力。

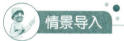

患者王女士,39 岁,因反复剑突下疼痛 6 个月,加重 2 天入院。6 个月前无明显诱因出现剑突下间歇性疼痛,2 天前患者无明显诱因出现上述症状并逐渐加重,4 小时前出现右上腹剧痛,伴发热、寒战等症状,遂入院就诊。体格检查:T 39.0℃,P 104 次/分,R 24 次/分,BP 124/76 mmHg;神志清楚,急性病容,皮肤巩膜轻度黄染,右上腹及剑突下压痛、反跳痛。入院诊断:急性胆管炎、肝外胆管结石。

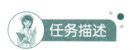

1. 分析该患者目前存在的主要护理诊断/问题。
2. 护士为术后患者实施 T 型管更换引流袋护理。

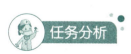

胆管结石为发生在肝内、外胆管的结石。肝外胆管结石多为胆固醇类结石。肝外胆管结石平时无症状或仅有上腹不适,当结石造成胆管梗阻时可出现腹痛或黄疸,如继发感染,可表现为典型的 Charcot 三联征,即腹痛、寒战高热及黄疸。腹痛常发生在剑突下或右上腹,呈阵发性绞痛或持续性疼痛阵发性加剧,疼痛可向右肩背部放射,常伴恶心、呕吐。胆管梗阻并继发感染后导致胆管炎,也引起全身中毒症状,体温高达 39~40℃。胆管梗阻后胆红素逆流入血导致出现黄疸,可有尿色变黄、大便颜色变浅和皮肤瘙痒等症状,胆管完全梗阻时大便呈陶土样。

合并胆管炎时,白细胞计数及中性粒细胞比值明显升高;血清总胆红素及结合胆红素升高;血清转氨酶、碱性磷酸酶升高;尿胆红素升高,尿胆原降低或消失。

肝外胆管结石以手术治疗为主,首选方法为胆总管切开取石、T型管引流术,该术式可保留正常的Oddi括约肌功能。安置T型管的目的是:①引流胆汁和减压,防止因胆汁排出受阻导致的胆总管内压力增高、胆汁外漏引起腹膜炎;②引流残余结石,使胆道内残余结石,尤其是泥沙样结石通过T型管排出体外;③可经T型管行造影或胆道镜检查、取石;④支撑胆道,防止胆总管切开处粘连、瘢痕狭窄等导致管腔变小。

"情景导入"中的王女士目前存在典型的Charcot三联征,应及时实施镇痛、降低体温、术前准备等护理措施。

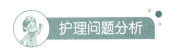

"情景导入"中的王女士腹痛明显,体温超过正常值,因此评估王女士存在以下主要护理诊断/问题,其中"急性疼痛"为首优护理问题。

1. **急性疼痛**　与结石嵌顿致胆道梗阻、胆管平滑肌及Oddi括约肌痉挛有关。
2. **体温过高**　与胆管感染有关。
3. **有皮肤完整性受损的危险**　与胆汁酸盐淤积于皮下引起皮肤瘙痒及引流液刺激有关。
4. **潜在并发症**:出血、胆瘘、感染。

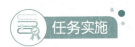

一、T型引流管更换引流袋护理

T型引流管更换引流袋护理流程见表7-1-1。

表7-1-1　T型引流管更换引流袋护理流程

	(一)操作前的准备工作
1. 素质要求	鞋帽、服装整洁,举止端庄,态度亲切
2. 核对	患者姓名、床号、住院号
3. 评估	(1)患者年龄、意识、合作能力 (2)了解患者病情:引流情况,引流口周围皮肤情况 (3)患者和家属对T型管引流知识的知晓度 (4)安慰患者,缓解紧张、焦虑情绪
4. 操作前准备	(1)护士:洗手、戴口罩 (2)环境:室内清洁、明亮,保护隐私 (3)患者:平卧或半卧位 (4)物品:治疗车、治疗盘、无菌引流袋、纱布、胶布、线剪、乙醇棉球、碘伏消毒液、棉签、卵圆钳、治疗巾、弯盘、标签、笔、手消毒液、生活污物桶、医用垃圾桶等,按取用顺序摆放,注意检查包装及有效期

7-4

(续表)

	(二) 操作步骤
1. 更换引流袋	(1) 携用物至患者床旁,核对患者姓名、床号、住院号。说明操作目的,取得患者配合,必要时围帘遮挡 (2) 协助患者取平卧或半卧位,暴露右侧腹壁 (3) 评估引流情况,观察T型引流管周围敷料是否清洁、干燥,周围皮肤是否正常,胆汁的颜色、量、性状,引流是否通畅(图7-1-1) (4) 取治疗巾铺于T型引流管与引流袋连接处的下方,卵圆钳夹闭T型引流管,戴手套将更换下的引流袋弃于污物桶内 (5) 脱手套,洗手,碘伏棉签消毒T型引流管外口,连接新引流袋,松开卵圆钳 (6) 妥善固定T型引流管,从上至下挤压T型引流管,保持通畅;在引流袋正面注明更换日期、时间 (7) 协助患者取舒适卧位,向患者及家属交代注意事项,整理床单位,清理用物 (8) 记录胆汁的颜色、量和性状
	(三) 操作后处理
1. 用物处置	治疗盘、治疗车擦拭后归回原位,一次性用物分类弃于垃圾桶内,治疗碗、弯盘等送供应室集中清洗消毒
2. 护士	洗手,脱口罩,记录
3. 日常护理	取舒适卧位,注意观察患者引流口有无胆汁渗出、体温变化、腹部症状和体征

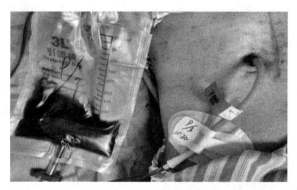

彩图

图7-1-1 观察引流情况

二、注意事项

(1) 注意保护T型引流管周围皮肤,可用氧化锌软膏涂抹保护皮肤。
(2) 妥善固定T型引流管,避免扭曲、受压或脱出。
(3) 拔管后,局部伤口1～2天自行封闭,如出现胆汁渗漏,嘱患者左侧卧位并及时换药。
(4) 需带管出院者,应教会患者或家属准确固定、更换引流袋的方法,叮嘱其如有不适及时就诊。

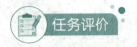

任务评价详见表 7-1-2。

表 7-1-2 任务评价

任务	评价内容	评价标准	分值
分析主要护理问题及护理措施	护理问题（10分）	1. **急性疼痛** 与结石嵌顿致胆道梗阻、胆管平滑肌及 Oddi 括约肌痉挛有关	4分
		2. **体温过高** 与胆道感染有关	2分
		3. **有皮肤完整性受损的危险** 与胆汁酸盐淤积于皮下引起皮肤瘙痒及引流液刺激有关	2分
		4. **潜在并发症：出血、胆瘘、感染**	2分
	护理措施（15分）	1. 解痉镇痛，禁用吗啡	3分
		2. 降低体温	2分
		3. 维持皮肤完整性	2分
		4. 合理饮食，维持营养	2分
		5. 遵医嘱做好术前准备	2分
		6. 病情观察，警惕并发症的发生	2分
		7. T 型引流管护理	2分
T 型引流管更换引流袋护理	操作前准备（10分）	1. 素质要求：服饰整洁，举止端庄，态度亲切	2分
		2. 核对：姓名、床号、住院号	2分
		3. 评估：患者年龄、意识、病情、合作能力、T 型管引流知识的知晓度等	2分
		4. 操作前准备：护士洗手、戴口罩；环境清洁、明亮；患者体位适宜，保护措施妥当；物品准备齐全	4分
	更换引流袋步骤（55分）	1. 再次核对，解释，取得配合	3分
		2. 患者体位合适，暴露右侧腹部	5分
		3. 评估引流是否通畅，T 型管周围皮肤情况，胆汁的颜色、量、性状	8分
		4. 铺治疗巾，卵圆钳夹闭 T 型管，戴手套，更换引流袋	8分
		5. 脱手套，消毒 T 型管外口，连接新引流袋，松卵圆钳	10分
		6. 妥善固定 T 型管，保持通畅	6分
		7. 注明更换日期、时间	3分
		8. 交代注意事项	5分
		9. 整理床单位	2分
		10. 记录胆汁的颜色、量和性状	5分

(续表)

任务	评价内容	评价标准	分值
	操作后处置 （5分）	1. 洗手、脱口罩、记录	3分
		2. 用物处置规范	1分
		3. 日常护理	1分
	整体规范性 （5分）	动作规范，8分钟内完成	5分
		评价总分	100分

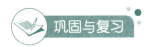

单选题

1. 胆道疾病首选的辅助检查方法是（　　）。
   A．X线检查　　　　　　　　B．B超检查
   C．CT检查　　　　　　　　 D．磁共振检查
   E．核素显像扫描

2. 典型的Charcot三联征为腹痛、寒战高热及（　　）。
   A．呕吐　　　　　　　　　　B．腹泻
   C．黄疸　　　　　　　　　　D．腹水
   E．胸痛

3. 胆道疾病手术后，患者饮食要求为（　　）。
   A．低蛋白、低脂饮食　　　　B．低糖、低盐、低脂饮食
   C．低盐、低蛋白、低脂饮食　D．高蛋白、低脂饮食
   E．高蛋白、低盐、低脂饮食

4. 形成胆红素结石的主要原因是（　　）。
   A．代谢异常　　　　　　　　B．反复胆道感染
   C．胆囊功能异常　　　　　　D．致石基因
   E．环境因素

5. 患者，男性，41岁。反复上腹疼痛10余年；因症状加重伴皮肤、巩膜黄染、畏寒、发热2天入院。体格检查：神志淡漠，T 39.5℃，P 125次/分，BP 80/50 mmHg。上腹压痛，腹肌紧张。实验室检查：WBC $25×10^9$/L，中性粒细胞0.95。血清总胆红素209 μmol/L，谷丙转氨酶310 U/L。B超提示肝外胆管扩张，内有强光回声影。该患者目前最重要的护理诊断或问题是（　　）。
   A．组织灌注量改变　　　　　B．体温过高
   C．营养失调　　　　　　　　D．知识缺乏
   E．活动无耐力

（张　韵）

任务二　胆道感染患者的护理

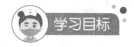

1. 知识目标　能正确说出胆道感染患者的护理措施。
2. 能力目标　能应用护理程序,对胆道感染患者实施有效的护理措施。
3. 素质目标　在护理过程中注重人文关怀,具有高度责任心及良好的护患沟通能力。

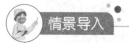

患者苏女士,46岁,因右上腹持续疼痛1天急诊入院。患者自述1天前进食油腻食物后突然出现右上腹剧烈疼痛,向右肩部放射,并伴呕吐2次,呕吐物为胃内容物及黄色苦味液体。曾用阿托品治疗,腹痛稍有缓解。既往身体健康,无药物过敏史。体格检查:急性病容,神志清楚,T 38.6℃,P 100次/分,R 22次/分,BP 115/70mmHg;皮肤巩膜无黄染,右上腹压痛、肌紧张、反跳痛,Murphy征阳性。辅助检查:血常规示 RBC 4.3×10^{12}/L,Hb 127 g/L,WBC 12.9×10^9/L;腹部超声示胆囊大小正常,胆囊壁增厚,囊腔内见一直径大小约为2.5 cm的强回声团,肝内外胆管未见扩张。以"急性胆囊炎"收入院,拟择期手术治疗。

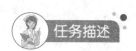

1. 分析该患者目前存在的主要护理诊断/问题。
2. 目前患者生命体征尚平稳,拟行腹腔镜胆囊切除手术(LC手术)治疗,护士遵医嘱完成术前、术后护理。

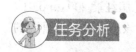

急性胆囊炎是胆囊管梗阻和细菌感染引起的急性胆囊炎症,是一种临床常见急腹症。以女性多见。根据胆囊内有无结石,将胆囊炎分为结石性胆囊炎和非结石性胆囊炎。如何评估和判断患者存在的主要护理诊断/问题?采取哪些有效的护理措施?通过学习,让我们正确掌握急性胆囊炎患者的护理知识和技能,运用护理程序对患者实施整体护理。

胆道感染是指胆囊壁和（或）胆管壁受到细菌的侵袭而发生的炎症反应。按发病部位可分为胆囊炎和胆管炎，急性、亚急性和慢性炎症。胆道感染和胆石病互为因果关系，胆道结石是引起胆道梗阻最主要的原因，由于胆汁淤滞，细菌繁殖，而致胆道感染。胆道感染反复发作又是促发胆石形成的重要致病因素。

主要临床表现包括：①腹痛：常于饱餐、进油腻食物后或在夜间发作，开始表现为右上腹部胀痛不适，逐渐发展为右上腹剧烈绞痛，阵发性加重，常向右肩背部放射。②消化道症状：常伴恶心、呕吐、腹胀、腹部不适等消化道症状。③发热：常为轻度至中度发热。如出现畏寒高热，提示病情变重，可能出现胆囊化脓、坏疽、穿孔或合并急性胆管炎。Murphy征阳性是急性胆囊炎的典型体征。右上腹存在不同程度的压痛、叩痛和肌紧张。"情景导入"中苏女士的主诉及症状描述、体征均符合急性胆囊炎的典型表现，目前，可排除梗阻性化脓性胆管炎。

腹部B超检查显示胆囊增大、壁厚，可探及胆囊内结石光影。CT、MRI有助于诊断。实验室检查，血常规显示白细胞计数和中性粒细胞比值升高。处理原则以手术治疗为主，首选腹腔镜胆囊切除术。

"情景导入"中的苏女士目前存在腹痛、体温过高、知识缺乏等护理问题，应及时实施镇痛、降低体温、营养支持、健康指导等护理措施。

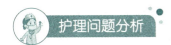

"情景导入"中的苏女士腹痛明显、腹膜刺激征及Murphy征阳性，体温超过正常值，白细胞计数和中性粒细胞比值升高，有恶心、呕吐，存在营养失调现象，因此评估苏女士存在以下主要护理诊断/问题，其中"急性疼痛"为首优护理问题。
1. 急性疼痛　与结石突然嵌顿、胆囊强烈收缩及继发感染有关。
2. 体温过高　与胆道感染有关。
3. 体液不足　与呕吐、禁食有关。
4. 知识缺乏：缺乏胆囊炎和腹腔镜手术的相关知识。

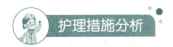

根据目前苏女士的病情，护士应给予及时有效的护理措施，采取缓解疼痛、降低体温、维持营养、遵医嘱应用解痉药物、舒适体位等措施以缓解患者的疼痛；采用物理或（和）药物降低体温；给予低清淡饮食；密切观察患者的病情变化，预防并及时处理并发症，尤其是警惕发生急性梗阻性化脓性胆管炎；做好术前准备工作。

（1）缓解疼痛：取舒适体位，指导患者有节律地深呼吸，达到减轻疼痛的目的；对诊断明确且疼痛剧烈者，遵医嘱给予哌替啶、阿托品解痉镇痛，禁用吗啡，避免Oddi括约肌痉挛。

（2）降低体温：采用物理或（和）药物降温；遵医嘱应用足量有效的抗生素。

（3）补充液体：观察和监测患者的尿量、呕吐情况、皮肤弹性、血清电解质等，根据病情遵医嘱补充液体。

（4）给予低脂、高蛋白、高碳水化合物等清淡饮食。

（5）病情观察：观察患者的神志、生命体征及尿量变化；观察患者腹部症状和体征，若出现寒战、高热、腹痛加重、血压下降等，应及时汇报医师，积极配合处理。

（6）遵医嘱做好术前准备。

（7）心理护理：针对个体情况进行心理护理。

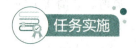

一、腹腔镜胆囊切除术（LC）手术特殊术前准备

（1）皮肤准备：腹腔镜手术进路多在脐部附近，嘱患者用温水清洗脐部，脐部污垢可用液状石蜡清洁。

（2）呼吸道准备：LC术中需要将CO_2注入腹腔形成气腹，以提供手术操作所需空间、达到手术野清晰的目的。CO_2弥散入血可致高碳酸血症及抑制呼吸，因此，术前应指导患者进行呼吸功能训练，避免感冒、戒烟，预防呼吸道并发症，这些措施有利于术后康复。

二、LC手术后护理

1. 病情观察　观察生命体征、腹部体征、术后切口、T型管引流情况，评估有无出血及胆汁渗漏。对于术前黄疸患者，观察并记录大便颜色，监测血清胆红素变化。

2. 营养支持　术后禁食和胃肠减压期间，通过肠外营养途径补充足够的热量、氨基酸、维生素、水、电解质等，维持良好的营养状态。胃管拔除后，根据患者胃肠功能恢复情况，由无脂流质过渡至低脂饮食。

3. T型引流管　参见本项目任务一"胆管结石患者的护理"。

4. LC手术特殊术后护理

（1）体位：LC手术多采取全麻，患者麻醉未清醒前先取平卧位，血压平稳后改为半卧位，指导患者有节律地深呼吸，达到放松和减轻疼痛的效果，6小时后即可下床活动。

（2）饮食：术后禁食6小时。24小时内饮食以无脂流质、半流质，逐渐过渡至低脂饮食。

（3）高碳酸血症的护理：人工气腹高压CO_2容易弥散入血引起高碳酸血症，表现为呼吸浅慢、$PaCO_2$升高。为避免发生高碳酸血症，LC术后常规低流量吸氧，鼓励患者深呼吸、有效咳嗽，促进体内CO_2排出。

（4）肩背部酸痛不适的护理：CO_2刺激膈肌及胆囊创面可引起肩背部酸痛不适，是因为建立气腹残留在腹腔内的CO_2排出不完全，CO_2聚集在膈肌下产生碳酸并刺激膈肌和胆囊创面，导致术后肩背部疼痛。一般无需特殊处理可自行缓解，术后延长吸氧时间、按摩肩背疼痛部位可缓解症状，必要时使用镇痛剂。

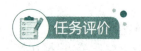

任务评价详见表7-2-1。

表 7-2-1 任务评价

任务	评价内容	评 价 标 准	分值
分析主要护理问题及护理措施	护理问题（15分）	1. **急性疼痛** 与结石突然嵌顿、胆囊强烈收缩及继发感染有关	5分
		2. **体温过高** 与胆道感染有关	5分
		3. **体液不足** 与呕吐、禁食有关	3分
		4. **知识缺乏**：缺乏胆囊炎和腹腔镜手术的相关知识	2分
	术前护理措施（30分）	1. 解痉镇痛,禁用吗啡	5分
		2. 降低体温	5分
		3. 维持营养状态	5分
		4. 维持皮肤完整性	5分
		5. 病情观察,警惕发生急性胆管炎	5分
		6. 特殊术前准备	5分
	术后护理措施（55分）	1. 病情观察：观察生命体征、腹部体征、伤口、引流情况,评估有无出血及胆汁渗漏	10分
		2. 营养支持：根据患者胃肠功能恢复情况,由无脂流质过渡至低脂饮食	5分
		3. LC手术特殊术后护理：①体位。②饮食。③高碳酸血症的护理。④肩背部酸痛不适的护理	35分
		4. 并发症的观察及护理	5分
		评价总分	100分

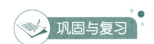

单选题

1. 患者女性,48岁。急诊入院,神志不清。出冷汗,脉搏细数。BP 70/40 mmHg。诊断为"急性梗阻性化脓性胆管炎",其体位应取（　　）。
   A．半坐卧位　　　　　　　　B．坐位
   C．中凹卧位　　　　　　　　D．头高足低位
   E．任意卧位

2. 急性胆囊炎引起的腹痛常发生于（　　）。
   A．睡眠时　　　　　　　　　B．剧烈运动时
   C．空腹时　　　　　　　　　D．油腻餐后
   E．紧张工作时

3. B超检查胆囊前应常规禁食（　　）。
   A．3小时　　　　　　　　　B．4小时
   C．6小时　　　　　　　　　D．8小时

E．12 小时
4. 急性胆囊炎在非手术治疗期间若出现胆囊穿孔,最主要的护理措施是(　　)。
A．做好紧急手术的准备　　　　B．药物止痛
C．非药物止痛　　　　　　　　D．物理降温
E．药物降温

(张　韵,刘　蔚)

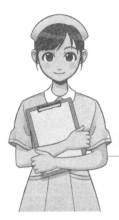

项目八 泌尿系统疾病患者的护理

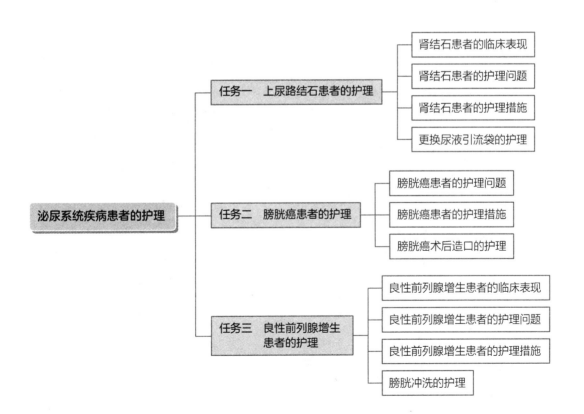

任务一　　上尿路结石患者的护理

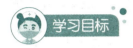

学习目标

1. **知识目标**　能正确说出上尿路结石患者的临床表现、护理措施。
2. **能力目标**　能正确判断上尿路结石患者的护理问题,为上尿路结石患者实施有效的护理措施。
3. **素质目标**　在护理过程中注重人文关怀,具有高度责任心及良好的护患沟通能力。

 情景导入

患者蒋先生,65岁,银行职员,因体检发现右肾结石10天入院。为手术取石到医院就诊,门诊拟"右肾铸形结石"收住入院。体格检查:神志清楚,T 36.1℃,P 83次/分,R 20次/分,BP 132/93 mmHg,双肾区无隆起,双肾下极未触及,右肾区叩击痛,各输尿管点无压痛。膀胱无充盈,无叩痛。辅助检查:中腹部64排CT平扫提示右肾铸形结石并积水,结石大小约4 cm×2 cm。既往史无特殊。患者于昨日行右侧经皮肾镜钬激光碎石术,夜间疼痛明显,疼痛评分为8分,影响睡眠。患者目前伤口敷料清洁,留置右肾造瘘管及三腔导尿管。

 任务描述

1. 分析该患者目前存在的主要护理诊断/问题,并制定相应的护理措施。
2. 目前患者生命体征平稳,护士完成更换尿液引流袋操作。

 任务分析

上尿路结石是指肾和输尿管结石。单侧多见,双侧占10%。上尿路结石主要临床表现为与活动有关的肾区疼痛及血尿,其程度与结石的部位、大小、活动与否及有无损伤、感染、梗阻等有关。如何评估和判断患者存在的主要护理诊断/问题?采取哪些有效的护理措施?让我们通过学习,正确掌握上尿路患者的护理知识和技能,运用护理程序对上尿路结石患者实施整体护理。

上尿路结石可能与多种因素有关。①流行病学因素:如性别、年龄、职业、种族、地理环境、气候、营养、饮食等;②尿液因素:如形成结石的物质增加,尿 pH 值改变;③泌尿系统局部因素:如尿液瘀滞,尿路感染和尿路异物。根据案例中蒋先生的年龄、职业等,可能与其发生上尿路结石有一定关系。

上尿路结石典型表现为突发性疼痛,剧烈难忍,持续数分钟至数小时不等。有些患者活动后出现血尿是其唯一临床表现。本案例患者为体检发现,尚未出现明显症状。

X 线检查可确定结石的存在及特点;逆行肾盂造影常用于其他方法不能确定结石的部位或结石以下尿路病情不明时。

处理原则包括病因治疗、非手术治疗和手术治疗。①病因治疗:如解除尿路梗阻等;②非手术治疗:结石直径<0.6 cm,表面光滑、无尿路梗阻、无感染、纯尿酸或胱氨酸结石的患者,可行非手术治疗。直径<0.4 cm,表面光滑的结石,多能自行排出。③手术治疗。无论采取非手术治疗或手术治疗,都应先实施基础治疗措施,包括止痛、纠正营养失调、防治感染。

"情景导入"中的蒋先生为上尿路结石术后,目前存在疼痛、睡眠形态紊乱、出血等潜在并发症的护理问题,应及时实施止痛、改善睡眠、预防并发症等护理措施。

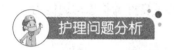

"情景导入"中的蒋先生于昨日行右侧经皮肾镜钬激光碎石术,夜间疼痛明显,疼痛评分为 8 分,影响睡眠。因此评估蒋先生存在以下主要护理诊断/问题,其中"疼痛"为首优护理问题。

1. 疼痛　与手术创伤有关。
2. 睡眠形态紊乱　与手术创伤引起的疼痛有关。
3. 潜在并发症:出血、引流管脱落、感染。

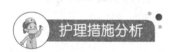

根据目前蒋先生的病情,护士应给予及时有效的护理措施,根据患者的疼痛评分,遵医嘱采取相应措施以缓解疼痛、改善睡眠、预防出血、引流管脱落、感染等并发症的发生。

1. 疼痛护理　根据疼痛评分,给予相应的护理措施。必要时遵医嘱使用止痛药,缓解患者疼痛。
2. 改善睡眠　了解影响患者睡眠的因素,遵医嘱用药,改善患者睡眠质量。
3. 预防出血　术后必须密切观察患者血压、心率、面色及伤口敷料、肾造瘘引流液的颜色,及早发现病情变化。术后出血表现为肾造瘘管引出鲜红色血尿,敷料外观明显渗血,有时伴面色、口唇苍白、血压下降(收缩压<90 mmHg)、心率增快等休克早期的表现。定时挤压引流管,观察引流管是否通畅,并且密切观察引流液的量、性质及颜色的变化。遵医嘱使用止血药,密切观察生命体征的变化。
4. 预防引流管脱落　妥善固定引流管,避免打折、扭曲、受压、脱出。给予翻身时注意引流管的位置,更换床单时动作轻柔。

5. 预防感染 严密观察体温变化。复查血常规看是否有感染,高热时及时报告医生,对症处理。每日行会阴护理及膀胱冲洗。

> 相关知识

一、体外冲击波碎石(ESWL)护理

1. 术前护理

(1) 心理护理:向患者及家属解释ESWL的方法(图8-1-1)、碎石效果及配合要求,解除患者的顾虑。

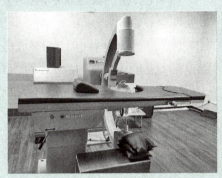
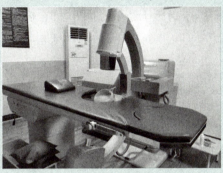

图8-1-1 体外冲击波碎石机

(2) 术前准备:术前3日忌食产气食物,术前1日口服缓泻药,术日晨禁食;教患者练习手术配合体位、固定体位,以确保碎石定位的准确性;术日晨行泌尿系统X线平片(KUB平片)复查,了解结石是否移位或排出,复查后用平车接送患者,以免结石因活动再次移位。

2. 术后护理

(1) 一般护理:术后卧床休息6小时;鼓励患者多饮水,增加尿量。

(2) 采取有效运动和体位:鼓励患者多进行跳跃运动,叩击腰背,促进排石。指导患者采用正确的排石体位:①结石位于中肾盏、肾盂、输尿管上段者,碎石后取头高脚低位;②结石位于肾下盏者取头低位;③肾结石碎石后一般取健侧卧位,同时叩击患侧肾区,利于碎石由肾盏排入肾盂、输尿管;④巨大肾结石碎石后可因短时间内大量石突然积于输尿管而发生堵塞,引起"石街"和继发感染,严重者引起肾功能改变。因此,巨大结石碎石后宜取患侧卧位,利于结石随尿液缓慢排出。

(3) 观察结石排出情况:用纱布或过滤网过滤尿液,收集结石碎渣。碎石后复查腹部平片,观察结石排出情况。

(4) 并发症的观察与护理:①血尿:碎石术后多数患者出现暂时性肉眼血尿,一般无需处理。②发热:感染性结石患者,由于结石内细菌播散而引起尿路感染,往往引起发热。遵医嘱应用抗生素,高热者采用降温措施。③疼痛:结石碎片或颗粒排出可引起肾绞痛,应给予解痉止痛等处理。④"石街"形成:是ESWL常见且较严重的并发症之一。ESWL后过多碎石积聚于输尿管内,可引起"石街";患者有腰痛或不适,可继发感染和脏器受损等,需立即行输尿管镜取石或碎石。

二、双J管

双J管(又称输尿管支架管或D-J管),是一条中空的细软管,两端为J形构造,管身有几十个小如针孔的细洞,有利于尿液依附导管之管壁或管腔内之空腔引流而下,双J管两端的环圈分别置于肾盂和膀胱内,起到固定支撑输尿管,解除输尿管炎症、水肿造成的暂时性梗阻,预防术后吻合口瘘和输尿管狭窄的作用。双J管在体内不与外界相通,可降低感染的发生。因无外引流管的限制和不适,患者可早期下床活动,加速恢复。

碎石术后于输尿管内放置双J管,可起到内引流、内支架的作用,还可扩张输尿管,有助于小结石的排出,防止输尿管内"石街"形成。

任务实施

一、更换引流袋操作

更换引流袋操作流程见表8-1-1。

表8-1-1 更换引流袋操作流程

	(一)操作前的准备工作
1. 素质要求	鞋帽、服装整洁,举止端庄,态度亲切
2. 核对	患者姓名、床号、住院号
3. 评估	(1)患者年龄、意识、合作能力 (2)引流液的颜色、性状、量 (3)患者的伤口特殊情况和伴随症状、引流管的固定、引流通畅情况
4. 操作前准备	(1)护士:洗手、戴口罩 (2)环境:室内清洁、明亮,保护隐私 (3)患者:半卧位或舒适体位,保护措施妥当 (4)物品(图8-1-2):一次性无菌引流袋,一次性治疗巾,碘伏,棉签,弯盘,止血钳,无菌纱布,手套,手消毒剂。按取用顺序摆放,注意检查包装及有效期
	(二)操作步骤
1. 铺无菌治疗巾	(1)携用物至患者床旁,核对患者姓名、床号、住院号 (2)告知患者配合方法,评估病情、生命体征、引流情况 (3)戴手套,检查伤口,暴露引流管 (4)将无菌治疗巾置于引流管连接处 (5)打开引流袋外包装,检查引流袋有无破损或引流管扭曲,将引流袋置于无菌治疗巾上
2. 更换引流袋	(1)松解引流管固定处,置弯盘,挤压引流管 (2)将止血钳夹在引流管尾端上3~6cm或者反折引流管(图8-1-3) (3)消毒连接处:以接口处为中心,环形向上消毒2.5cm,再环形向下消毒2.5cm,同法再消毒一遍

（续表）

	（9）取无菌纱布包裹接口处,分离连接管(图8-1-4) （10）消毒引流管口横截面 （11）连接无菌引流袋(图8-1-5),松开止血钳,挤压引流管,观察引流是否通畅 （12）妥善放置引流袋 （13）观察引流液的颜色、性状、量 （14）妥善固定引流管,取舒适体位
（三）操作后处理	
1. 用物处置	治疗盘、治疗车擦拭后归回原位,一次性用物分类弃于垃圾桶内,弯盘送供应室集中清洗消毒
2. 护士	洗手,脱口罩,记录
3. 日常护理	指导患者卧床或活动时引流袋须低于引流部位。保持引流通畅,避免引流管打折、扭曲、受压

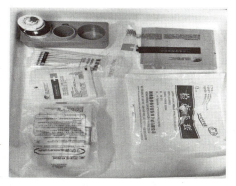

图8-1-2 物品

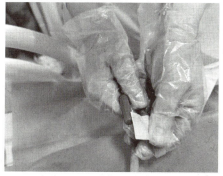

图8-1-3 更换引流袋A

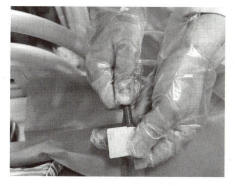

图8-1-4 更换引流袋B

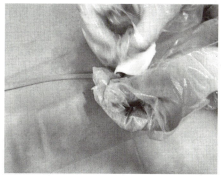

图8-1-5 更换引流袋C

二、注意事项

（1）操作过程中注意保暖及保护患者隐私。
（2）严格执行无菌操作。
（3）挤压引流管时,应由上而下交替挤压,保持引流通畅。

(4) 引流管位置应低于肾造瘘口，防止引流液逆流引起感染。

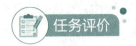

任务评价详见表 8-1-2。

表 8-1-2 任务评价

任务	评价内容	评价标准	分值
分析主要护理问题及护理措施	护理问题（15分）	1. **疼痛** 与手术伤口疼痛有关	5分
		2. **睡眠形态紊乱** 与手术创伤引起的疼痛有关	5分
		3. **潜在并发症**：出血、引流管脱落、感染	5分
	护理措施（25分）	1. 遵医嘱使用止痛药	3分
		2. 改善睡眠质量	3分
		3. 预防出血	5分
		4. 引流管的护理	9分
		5. 预防感染	5分
引流袋护理操作	操作前准备（10分）	1. 素质要求：服饰整洁，举止端庄，态度亲切	2分
		2. 核对：姓名、床号、住院号	2分
		3. 评估：患者年龄、意识、病情、合作能力等	2分
		4. 操作前准备：护士洗手、戴口罩；环境清洁、明亮；患者体位适宜，保护措施妥当；物品准备齐全	4分
	操作步骤（40分）	1. 再次核对，解释，取得配合	2分
		2. 戴手套，检查伤口，暴露引流管	2分
		3. 松解引流管固定处，置弯盘，挤压引流管	3分
		4. 将无菌治疗巾置于引流管连接处	3分
		5. 打开引流袋外包装，检查引流袋有无破损或引流管扭曲，将引流袋置于无菌治疗巾上	5分
		6. 松解引流管固定处，置弯盘，挤压引流管	3分
		7. 将止血钳夹于引流管尾端上 3～6 cm 或者反折引流管。以接口处为中心，环形向上消毒 2.5 cm，再环形向下消毒 2.5 cm，同法再消毒一遍	5分
		8. 取无菌纱布包裹接口处，分离连接管	5分
		9. 消毒引流管口横截面，连接无菌引流袋，松开止血钳，挤压引流管，观察引流是否通畅并妥善放置	7分
		10. 观察引流液的颜色、性状、量	3分
		11. 妥善固定引流管，取舒适体位	2分

(续表)

任务	评价内容	评价标准	分值
操作后处置 (5分)	1. 洗手、脱口罩、记录	3分
	2. 用物处置规范	1分
	3. 日常护理	1分
整体规范性 (5分)	动作规范,12分钟内完成	5分
评价总分		100分

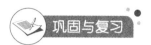

一、单选题

1. 上尿路结石的主要症状是( )。
   A．疼痛与血尿　　　　　　B．排尿困难
   C．尿频、尿急　　　　　　D．尿失禁
   E．无痛性血尿

2. 有关我国尿石症发病情况的描述,以下错误的是( )。
   A．男性多于女性　　　　　B．南方多于北方
   C．上尿路结石多见　　　　D．高温环境工作的人多见
   E．老年人多见

3. 关于上尿路结石,以下说法错误的是( )。
   A．输尿管结石多位于下段
   B．绝大多数为单侧性
   C．感染性结石必须在碱性尿液中形成
   D．结石位于输尿管口时常伴有膀胱刺激症状
   E．当输尿管中段梗阻时疼痛放射至同侧大腿内侧

4. 结石远端存在梗阻、部分泌尿系畸形、结石嵌顿紧密及非手术治疗失败、肾积水感染严重或病肾无功能的患者,适宜采用( )。
   A．保守治疗　　　　　　　B．体外冲击波碎石术
   C．输尿管肾镜碎石取石术　D．经皮肾镜碎石取石术
   E．开放手术

5. 关于体外冲击波碎石术说法错误的是( )。
   A．两次治疗时间间隔≥7天
   B．适用于直径≤2.5 cm 的结石
   C．下尿路结石适用此种方法
   D．优点是无伤口,恢复快
   E．"石街"形成是 ESWL 常见且较严重的并发症之一

二、看图回答

1. 图8-1-6中的医疗物品是什么?
2. 该医疗物品的作用是什么?

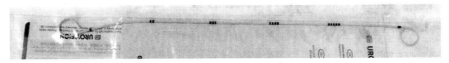

图8-1-6 医疗物品

（欧阳明月）

任务二　膀胱癌患者的护理

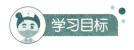

1. *知识目标*　能正确说出膀胱癌患者的护理措施、造口护理的操作与注意事项。
2. *能力目标*　能正确判断膀胱癌患者的护理问题,独立完成造口护理。
3. *素质目标*　在护理过程中注重人文关怀及高度责任感及良好的护患沟通能力。

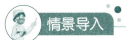

患者徐先生,62岁,于15日前无明显诱因出现无痛、肉眼血尿,尿中有血凝块,呈暗红色,无尿频、尿急、尿痛等,自行服用消炎药及止血药后无明显好转,为进一步检查到门诊就诊。B超检查提示:膀胱腔内实质性占位性病变,门诊以"膀胱肿瘤"收入院。既往有缺血性结肠炎病史,大量吸烟史。体格检查:T 36.7℃,P 71次/分,R 20次/分,BP 132/77 mmHg。患者昨日在全麻下行腹腔镜下膀胱癌根治术+回肠代膀胱造口术,留置胃管、深静脉置管、盆腔引流管、回肠代膀胱造口。

任务描述

1. 分析该患者目前存在的主要护理诊断/问题,并制定相应的护理措施。
2. 目前患者术后留置回肠代膀胱造口,护士遵医嘱完成造口护理操作。

任务分析

膀胱癌是泌尿系统中最常见的肿瘤,多数为移行上皮细胞癌,在膀胱侧壁及后壁最多,其次为三角区和顶部。如何评估和判断患者存在的主要护理诊断/问题?采取哪些有效的护理措施?让我们通过学习,正确掌握膀胱癌患者的护理知识和护理技能,运用护理程序对膀胱癌患者实施整体护理。

膀胱癌病因复杂且大多不清楚,目前比较公认的相关因素有以下几种:①化学物质及职业因素;②吸烟;③内源性色氨酸代谢异常;④异物,药物;⑤遗传因素。"情景导入"中的徐先生有大量吸烟史,吸烟可能是发病的相关因素之一。

临床上主要表现为间歇性无痛性肉眼血尿、排尿有血块等。案例中徐先生"无痛、肉眼血尿,尿中有血凝块"的症状描述符合该病的临床表现。

尿脱落细胞检查对于高危人群的筛选有较大的意义;B超检查可以明确肿瘤的位置、大小等特点;膀胱镜检查是诊断膀胱癌最直接、重要的方法,可以显示肿瘤的数目、大小、外观、位置等。

治疗方法:①手术;②化疗;③放疗;④免疫疗法。

"情景导入"中的徐先生为膀胱癌根治术+回肠代膀胱造口术后,目前存在排尿形态异常、疼痛、恐惧/焦虑、知识缺乏等护理问题,应及时实施造口袋护理、止痛、健康宣教等护理措施。

"情景导入"中的徐先生于昨日行腹腔镜下膀胱癌根治术+回肠代膀胱造口术,术后尿流改道,因此,评估徐先生存在以下主要护理诊断/问题,其中"排尿形态异常"为首优护理问题。

1. 排尿形态异常　与术后尿流改道有关。
2. 疼痛　与手术伤口疼痛有关。
3. 焦虑/恐惧　与知识缺乏有关。
4. 知识缺乏　缺乏造口袋护理的相关知识。
5. 潜在并发症:出血、感染、引流管脱落。

根据目前徐先生的病情,护士应给予及时有效的护理措施。必要时,遵医嘱应用解痉药物等措施以缓解患者的疼痛;密切观察患者的病情变化,预防并发症的发生;做好健康指导,缓解患者的焦虑紧张情绪。

1. 造口袋的护理

(1) 观察:①造口的颜色:正常的造口颜色为粉红色,表面平滑且湿润,碰触后会有少量出血。②造口的高度:造口高度可记录为平坦、回缩、突出或脱垂等。理想的高度为1~2cm,此高度可以在粘贴造口用品时较好地与造口周围皮肤紧密粘贴,防止排泄物对造口边缘皮肤的不良刺激。③造口的形状:造口的形状可有圆形、椭圆形或不规则形等。

(2) 造口的护理:详见后述"更换造口袋操作"。

2. 疼痛护理　遵医嘱使用止痛剂,如氟比洛芬酯注射液等,缓解患者术后伤口疼痛。

3. 引流管的护理

(1) 妥善固定:①按照管道安全标识规范做好标记,以利辨认;②引流管位置不可过高或过低,避免引流管移位、脱出,防止逆行感染;③注意管道的密封情况,仔细检查引流管及接头处有无松动漏气。

(2) 保持引流通畅:①检查导管有无打折、扭曲、受压;②定时挤捏引流管,避免堵塞,每30~60分钟挤压一次引流管,如有阻力感,应考虑堵塞;③酌情给予半卧位,以利于引流。

(3) 预防引流管脱出:①标记引流管外露长度,以便及时发现有无脱出;②引流管长度适宜,防止患者活动、翻身时牵拉脱出;③及时倾倒引流液,对意识障碍患者必要时采取约束措施,防止意外拔管。

(4) 保持管道的密闭和无菌:定期更换引流袋,进行治疗操作时遵守无菌原则;伤口渗液时及时更换敷料;更换引流袋或移动患者时,应先夹闭引流管,防止引流液逆流引起感染。

(5) 观察引流液:密切观察引流液的颜色、性状、量,并准确记录。如发现异常,应及时报告医生处理。

(6) 保持适宜压力:根据引流管类型观察并调整压力,有利于引流液排出,保证引流、治疗效果。

4. 预防出血　术后密切观察患者生命体征、面色及伤口敷料、各引流管引流液的颜色,及早发现病情变化。术后出血表现为引流管引出鲜红色血性液,敷料外观明显渗血,有时伴面色、口唇苍白、血压下降(收缩压<90 mmHg)、心率增快等休克早期表现,应立即通知医生,遵医嘱使用止血药等。

5. 预防感染　密切观察体温变化,复查血常规看是否有感染,高热时及时报告医生对症处理,嘱患者多喝水,每日行会阴护理及膀胱冲洗。

6. 健康宣教　造口袋的日常护理:①存放:置于阴凉干燥处,避免阳光直晒,禁放冰箱保存;②穿衣:以柔软舒适为原则,避免紧身衣裤压迫、摩擦造口,影响血液循环;③饮食:均衡饮食,多喝水,充分咀嚼;④术后1年内避免重体力活动,避免造口旁疝的发生,可做散步、打太极拳、慢跑等锻炼;⑤术后伤口痊愈后可洗澡,少量的水不会对造口产生影响。

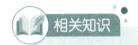

回肠代膀胱造口术

回肠代膀胱造口术系1950年由Bricker首次成功地应用于临床,故又称为Bricker手术。其基本术式是取一段带系膜的游离回肠,将其近端关闭后与两侧输尿管吻合,远端行腹壁皮肤造口,尿液即经此造口排出体外。实践表明,回肠代膀胱造口术是一种比较满意的尿流改道术。

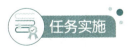

一、更换造口袋操作

更换造口袋操作流程见表8-2-1。

表8-2-1　更换造口袋操作流程

(一) 操作前的准备工作	
1. 素质要求	鞋帽、服装整洁,举止端庄,态度亲切
2. 核对	患者姓名、床号、住院号

(续表)

3. 评估	(1) 患者年龄、意识、合作能力 (2) 评估患者对造口接受程度及造口护理知识了解程度 (3) 了解患者造口类型及造口情况
4. 操作前准备	(1) 护士：洗手、戴口罩 (2) 环境：室内清洁、明亮，保护隐私 (3) 患者：半卧位或舒适体位，保护措施妥当 (4) 物品(图8-2-1)：手消毒液，清洁治疗盘内放造口袋、夹子或橡皮筋、造口度量尺、剪刀，治疗碗2个（一个盛镊子、生理盐水或温开水棉球，另一个盛干纱布数块），棉签、一次性治疗巾、手套、卫生纸、盛污物容器。必要时备：皮肤保护膏、粉，造口袋配件。按取用顺序摆放，注意检查包装及有效期
(二) 操作步骤	
1. 去除原造口袋	(1) 携用物至患者床旁，核对患者姓名、床号、住院号 (2) 告知患者配合方法，关闭门窗、遮挡患者，协助患者取仰卧位，暴露造口部位 (3) 戴手套，一手轻按腹壁，另一手从上至下缓慢撕下造口袋(图8-2-2)，观察内容物情况，并将开口向内卷好，用卫生纸包裹弃于盛污物容器内 (4) 先用卫生纸擦去造口及周围残留的排泄物，观察造口及周围皮肤情况，用镊子夹湿棉球擦拭造口及周围皮肤至干净为止，再用纱布轻轻擦干。使用皮肤保护粉时用棉签涂抹均匀，再用纱布擦去多余的粉末 (5) 脱手套，用造口度量尺测量造口的大小和形状(图8-2-3)并做标记，按照测量好的尺寸用剪刀将造口袋底盘剪好，用手指边缘磨平，试戴造口袋以确认底盘大小是否适宜。撕去粘贴面上的纸片，手不可触及粘贴面，如有需要可涂上皮肤保护膏 (6) 根据造口位置，由下而上将造口袋贴上，避免皱褶，粘贴牢固，用夹子或橡皮筋扣紧开口
2. 连接引流装置	(1) 将造口袋与引流袋连接，妥善固定负压装置 (2) 观察引流是否通畅，观察引流液颜色、量等 (3) 向患者及家属交代注意事项，整理床单位，清理用物
(三) 操作后处理	
1. 用物处置	治疗盘、治疗车擦拭后归回原位，一次性用物分类弃于垃圾桶内，治疗碗、弯盘等送供应室集中清洗消毒
2. 护士	洗手，脱口罩，记录
3. 日常护理	观察造口颜色，有无出血、水肿

彩图

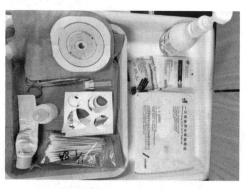

图8-2-1 操作用物

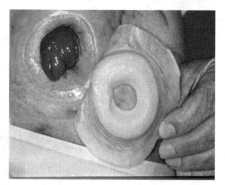

图8-2-2 去除原造口袋

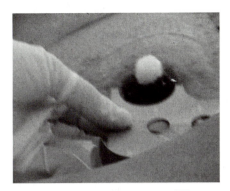

图 8-2-3 造口度量尺测量

二、注意事项

（1）更换造口袋时应当防止袋内容物排出造成污染。
（2）撕离造口袋时注意保护皮肤，防止皮肤损伤。
（3）注意造口与伤口距离，保护伤口，防止污染伤口。
（4）贴造口袋前一定要保证造口周围皮肤干燥。
（5）造口袋裁剪时与实际造口方向相反，不规则造口要注意裁剪方向。
（6）造口袋底盘与造口黏膜之间保持适当空隙（1～2mm），缝隙过大尿液刺激皮肤易引起皮炎，过小底盘边缘与黏膜摩擦将会导致不适甚至出血。
（7）如果使用造口辅助用品，应当在使用前认真阅读产品说明书；如果使用防漏膏，应当按压底盘15～20分钟。
（8）教会患者观察造口周围皮肤的血运情况，并定期手扩造口，防止造口狭窄。

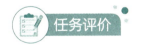

任务评价详见表 8-2-2。

表 8-2-2　任务评价

任务	评价内容	评价标准	分值
分析主要护理问题及护理措施	护理问题（16分）	1. 排尿形态异常　与术后尿流改道有关	2分
		2. 疼痛　与手术伤口疼痛有关	5分
		3. 焦虑/恐惧　与知识缺乏有关	5分
		4. 知识缺乏　缺乏造口袋护理的相关知识	2分
		5. 潜在并发症：出血、感染、引流管脱落	2分
	护理措施（20分）	1. 造口袋的护理	5分
		2. 遵医嘱使用止痛药	3分
		3. 引流管的护理	3分

(续表)

任务	评价内容	评 价 标 准	分值
		4. 预防出血	2分
		5. 预防感染	2分
		6. 健康宣教	5分
	操作前准备（10分）	1. 素质要求：服饰整洁，举止端庄，态度亲切	2分
		2. 核对：患者姓名、床号、住院号	2分
		3. 评估：患者年龄、意识、病情、合作能力、相关知识知晓度等	2分
		4. 操作前准备：护士洗手、戴口罩，环境清洁、明亮，患者体位适宜，保护措施妥当，物品准备齐全	4分
造口护理操作	操作步骤（44分）	1. 再次核对，解释，取得配合	2分
		2. 告知患者配合方法，关闭门窗、遮挡患者，协助患者取仰卧位，暴露造口部位	5分
		3. 戴手套，一手轻按腹壁，另一手从上至下缓慢撕下造口袋，用卫生纸包裹弃于盛污物容器内	5分
		4. 脱手套，测量造口的大小和形状并做标记，剪好造口袋底盘，试戴造口袋以确认底盘大小是否适宜。撕去粘贴面上的纸片，手不可触及粘贴面，如有需要可涂上皮肤保护膏	5分
		5. 根据造口位置，由下而上将造口袋贴上，避免皱褶，粘贴牢固，用夹子或橡皮筋扣紧开口	5分
		6. 告知患者造口特点及注意事项，减轻恐惧感，引导其主动参与造口自我管理	10分
		7. 正确标识	2分
		8. 交代注意事项	8分
		9. 整理床单位	2分
	操作后处置（5分）	1. 洗手、脱口罩、记录	3分
		2. 用物处置规范	1分
		3. 日常护理	1分
	整体规范性（5分）	动作规范，12分钟内完成	5分
		评价总分	100分

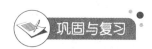

单选题

1. 膀胱癌的最具意义的临床症状是（　　）。

A．尿急、尿频、尿痛　　　　　　　　B．排尿困难
C．活动后血尿　　　　　　　　　　　D．无痛性肉眼血尿
E．贫血、水肿

2．间歇性无痛性肉眼血尿最常见于(　　)。
A．急性肾盂肾　　　　　　　　　　　B．急性前列腺炎
C．肾结核　　　　　　　　　　　　　D．膀胱肿瘤
E．肾肿瘤

3．泌尿系统最常见的肿瘤是(　　)。
A．肾癌　　　　　　　　　　　　　　B．膀胱癌
C．阴茎癌　　　　　　　　　　　　　D．肾细胞癌
E．前列腺癌

4．确诊膀胱癌的检查是(　　)。
A．MRI 检查　　　　　　　　　　　　B．膀胱镜检查
C．膀胱触诊　　　　　　　　　　　　D．CT
E．B 超

5．导致膀胱癌的主要危险因素是(　　)。
A．酗酒　　　　　　　　　　　　　　B．膀胱慢性感染
C．吸烟　　　　　　　　　　　　　　D．环境因素
E．遗传因素

(欧阳明月)

任务三　良性前列腺增生患者的护理

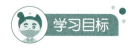

1. **知识目标**　能正确说出良性前列腺增生患者的护理措施,以及持续膀胱冲洗的目的、操作要点与注意事项。
2. **能力目标**　能正确判断良性前列腺增生患者的护理问题,独立完成膀胱冲洗的护理。
3. **素质目标**　在护理过程中注重人文关怀,具有高度责任感及良好的护患沟通能力。

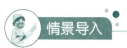

患者刘先生,62岁,夜尿增多、排尿困难4年,加重1天。患者自诉4年前无明显诱因出现夜尿增多,伴尿前等待、排尿费力、尿线分叉、排尿不尽。昨晚饮酒后排尿困难加重,尿频明显,每次尿量少,并逐渐出现下腹部胀痛,不能自行排尿,尿失禁,全天尿量少于200 ml。体格检查:神志清晰,急性面容,T 36.4℃,P 95次/分,R 20次/分,BP 135/85 mmHg。下腹部膨隆,腹软,耻骨上区可触及球形包块,叩诊呈浊音。直肠指检:前列腺Ⅱ°增大,表面光滑,边缘清楚,质中,无触痛,中央沟变浅,肛门括约肌张力正常。泌尿系B超检查提示:双肾轻度积水,双侧输尿管上段扩张,前列腺增大,膀胱残余尿量为1 143 ml。门诊拟"前列腺增生症"收治入院,拟行手术治疗。

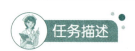

1. 分析该患者目前存在的主要护理诊断/问题,并制定相应的护理措施。
2. 患者行前列腺电切术后,护士为患者实施膀胱冲洗术。

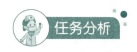

良性前列腺增生(BPH),简称前列腺增生症,俗称前列腺肥大,其病理改变主要为前列腺组织及上皮增生。以前列腺体积增大、尿频、进行性排尿困难为典型临床表现,是老年男性的常见病,60岁以上老年人BPH总发病率为33%～63%,发病呈上升趋势,是泌尿外科

最常见的疾病之一。

前列腺增生症的病因尚不完全清楚，目前认为，老龄和有功能的睾丸是发病的基础。随年龄增长，睾酮、双氢睾酮以及雌激素的改变和失去平衡是前列腺增生症的重要病因。

如何评估和判断患者存在的主要护理诊断/问题？采取哪些有效的护理措施？让我们通过学习，正确掌握前列腺增生症患者的护理知识和技能，运用护理程序对前列腺增生症患者实施整体护理。

案例中的刘先生62岁，可以基本明确刘先生发生前列腺增生的原因应该与年龄相关性的睾酮、双氢睾酮以及雌激素的改变和失去平衡有关。

前列腺增生症的典型临床表现有尿频、进行性排尿困难和尿潴留。案例中刘先生的主诉及症状描述均符合前列腺增生症的典型表现。

直肠指检是诊断前列腺增生症简单而重要的检查方法，指检时可触及增大的前列腺，表面光滑、质韧、有弹性，中间沟变浅或消失。

B超检查是诊断前列腺增生症最直观的方法，通过B超检查，可测量前列腺体积，检查内部结构，是否突入膀胱。可测量膀胱残余尿量，常用经腹或经直肠B超检查。

另外，测定尿流率学检查可确定前列腺增生症患者排尿的梗阻程度。应用尿动力仪测定压力-流率等可鉴别神经源性膀胱功能障碍、逼尿肌和尿道括约肌功能失调以及不稳定膀胱逼尿肌引起的排尿困难。而当前列腺体积较大、有结节或较硬时，应行血清前列腺特异性抗原（PSA）测定，以排除合并前列腺癌的可能性。

处理原则：前列腺增生症未引起梗阻者一般无须处理。梗阻较轻或难以耐受手术治疗者可采用非手术治疗或姑息性手术。膀胱残余尿超过50 ml或曾经出现过急性尿潴留者，应手术治疗。

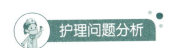

"情景导入"中的刘先生存在尿潴留、排尿形态异常、疼痛、睡眠形态紊乱、恐惧、焦虑等护理问题，应及时给予留置尿管，改善排尿困难，缓解尿潴留症状，实施疼痛护理、心理护理等，改善睡眠形态和焦虑恐惧情绪等。因此，评估刘先生存在以下主要护理诊断/问题，其中"排尿形态异常：尿潴留"为首优护理问题。

1. **排尿形态异常：尿潴留**　与膀胱出口梗阻、逼尿肌损害等有关。
2. **疼痛**　与导管刺激引起膀胱痉挛有关。
3. **恐惧/焦虑**　与担心手术及预后有关。
4. **睡眠形态紊乱**　与夜尿次数增多有关。
5. **潜在并发症：出血、感染、TUR综合征、尿道狭窄、尿失禁、逆行射精。**

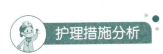

根据目前刘先生的病情，护士应给予及时有效的护理措施，术前给予留置导尿管，引流尿液，改善尿潴留症状；提供疼痛护理、心理护理等措施以缓解患者的疼痛、焦虑与睡眠障碍问题，配合医生及时做好术前准备；术后做好疼痛护理、膀胱冲洗护理；密切观察患者的病情

变化,预防并及时处理并发症,尤其是警惕发生 TUR 综合征和出血。

1. 非手术治疗的护理/术前护理

(1) 一般护理:嘱患者吃粗纤维、易消化食物;忌饮酒及辛辣食物;多饮水,勤排尿。

(2) 引流尿液:残余尿量多或有尿潴留致肾功能不全者,应留置导尿管持续引流,改善膀胱逼尿肌和肾功能。

(3) 心理护理:耐心向患者及家属解释各种手术方法的特点,消除患者的焦虑和恐惧心理。

(4) 睡眠护理:严重尿频,尤其是夜尿次数明显者,为保证患者的睡眠和减轻患者的焦虑心情,可遵医嘱给予镇静安眠的药物。

2. 术后护理

(1) 按泌尿外科一般护理常规及全麻手术后护理常规护理。

(2) 病情观察:严密观察并记录患者生命体征的变化。

(3) 膀胱冲洗的护理:术后生理盐水持续冲洗膀胱 3~7 日,防止血凝块形成致导尿管堵塞。①冲洗液温度:控制在 25~30℃,可有效预防膀胱痉挛的发生。②冲洗速度:根据尿色而定,色深则快、色浅则慢。③确保膀胱冲洗及引流通畅:若血凝块堵塞管道致引流不畅,可采取挤捏导尿管、加快冲洗速度、施行高压冲洗、调整导尿管位置等方法。如无效可用注射器吸取无菌生理盐水进行反复抽吸冲洗,直至引流通畅。④观察、记录引流液的颜色与量:术后均有肉眼血尿,随冲洗持续时间的延长,血尿颜色逐渐变浅;若尿液颜色加深,应警惕活动性出血,及时通知医师处理。准确记录尿量、冲洗量和排出量。尿量 = 排出量 - 冲洗量。

(4) 膀胱痉挛疼痛的护理:指导患者分散注意力,以听音乐、交谈等方法减轻疼痛;适当调整气囊导尿管牵引的力量、位置,教会患者正确翻身,消除引起疼痛的因素;膀胱痉挛也可引起阵发性剧痛,多因逼尿肌不稳定、导尿管刺激、血块阻塞等原因引起,可遵医嘱口服盐酸黄酮哌酯片,肌内注射山莨菪碱或吲哚美辛栓纳肛,给予解痉处理。

(5) 导尿管的护理:①妥善固定导尿管:取一粗细合适的无菌小纱布条缠绕导尿管并打活结置于尿道外口,将纱布往往尿道口轻推,直至压迫尿道外口,注意松紧度合适;将导尿管固定于大腿内侧,稍加牵引,防止因坐起或肢体活动致气囊移位,影响压迫止血效果。②保持导尿管引流通畅,防止导尿管受压、扭曲、折叠。③保持会阴部清洁,用碘伏擦洗尿道外口,每日 2 次。

(6) 并发症的观察及护理:①TUR 综合征:行经尿道前列腺电切术(TURP)的患者,因术中大量冲洗液被吸收,血容量急剧增加,出现稀释性低钠血症,患者可在几小时内出现烦躁、恶心、呕吐、抽搐、昏迷,严重者出现肺水肿、脑水肿、心力衰竭等,称为 TUR 综合征。术后加强病情观察,注意监测电解质变化。一旦出现,立即予氧气吸入,遵医嘱给予利尿剂、脱水剂,减慢输液速度,静脉滴注3%氯化钠纠正低血钠等。②尿失禁:拔除导尿管后尿液不随意流出。术后尿失禁的发生与尿道括约肌功能受损、膀胱逼尿肌不稳定和膀胱出口梗阻等因素有关。多为暂时性,一般无需药物治疗,可作膀胱区及会阴部热敷、针灸等,大多数尿失禁症状可逐渐缓解。指导患者做提肛训练与膀胱训练,预防术后尿失禁。③出血:指导患者术后逐渐离床活动;保持排便通畅,预防便秘及用力排便时腹内压增高引起出血;术后早期禁止灌肠或肛管排气,以免造成前列腺窝出血。④感染:患者留置导尿管,加之手术所致免疫力低下,易发生尿路感染。术后应观察体温及白细胞变化,早期应用抗生素,每日用聚维制碘棉签消毒尿道口2次。定时翻身叩背促进排痰,预防肺部感染。

3. 健康教育

(1) 活动与休息指导:嘱患者术后1个月内避免用力排便。习惯性便秘者应多饮水,多食高纤维的食物,必要时口服缓泻药或使用开塞露。3个月内不骑自行车,不走远路,不提重物,不坐软凳及沙发,以免引起出血。

(2) 饮食指导:培养良好的饮食习惯,不食辛辣刺激性食物,禁烟酒,少饮咖啡、浓茶,多饮温凉开水,多选择高纤维食物和植物性蛋白,多食新鲜蔬菜、水果、粗粮、大豆、蜂蜜等。

(3) 康复指导:若有溢尿现象,指导患者继续做提肛训练,以尽快恢复尿道括约肌功能。

(4) 自我观察:TURP患者术后可能发生尿道狭窄。术后若尿线逐渐变细,甚至出现排尿困难者,应及时到医院检查和处理。附睾炎常在术后1~4周发生,故出院后若出现阴囊肿大、疼痛、发热等症状,应及时去医院就诊。

(5) 性生活指导:TURP术后1个月、经膀胱切除术2个月后,原则上可恢复性生活。前列腺切除术后常会出现逆行射精,但不影响性交。少数患者可出现阳痿,可先采取心理治疗,同时查明原因,再进行针对性治疗。

(6) 定期复查:告知术后2~30天,术区凝固坏死的组织脱落,5%患者出现血尿,可自行消失。如出血严重,血块阻塞尿道,要及时到医院就诊。定期做尿流动力学、前列腺B超检查,复查尿流率及残余尿量。

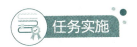

一、膀胱冲洗术操作

膀胱冲洗术操作流程见表8-3-1。

表8-3-1 膀胱冲洗术操作流程

(一)操作前的准备工作	
1. 素质要求	鞋帽、服装整洁,举止端庄,态度亲切
2. 核对医嘱	双人核对医嘱,打印/转抄执行单
3. 操作前评估	(1) 用两种方法核对患者身份 (2) 评估患者病情、意识状态、自理能力及合作程度,是否有腹痛、腹胀 (3) 观察尿液性质、出血情况、排尿不适等 (4) 评估留置导尿管是否通畅、有无渗漏或导尿管脱出,尿液是否排尽 (5) 解释操作目的,取得患者配合 (6) 评估病室环境、光线
4. 操作前准备	(1) 护士:洗手、戴口罩 (2) 环境:室内清洁、明亮,保护隐私 (3) 患者:取舒适体位,保护措施妥当

(续表)

	(4) 物品(图8-3-1):治疗车、内铺治疗巾的清洁治疗盘、按医嘱备冲洗液(温度为35～37℃)、一次性使用冲洗管、一次性治疗巾、清洁手套、皮肤消毒液、棉签、弯盘、膀胱冲洗指示牌、纱布、速干手消毒液、钟表、笔、医嘱执行单、生活垃圾桶、医用垃圾桶等,按取用顺序摆放,注意检查包装及有效期

(二)操作步骤	
1. 悬挂冲洗液	(1) 携用物至患者床旁,核对患者姓名、床号、住院号 (2) 给予围帘遮挡,协助患者取舒适体位 (3) 打开冲洗液瓶盖,常规消毒瓶口,检查冲洗管外包装、名称、有效期;将针头插入瓶塞,将冲洗液瓶挂于输液架上,使液面距床面约60 cm,排尽空气,关闭调节器(图8-3-2)
2. 连接冲洗管	(1) 将无菌治疗巾铺于导尿管引流口下方,戴清洁手套,用皮肤消毒液消毒三腔导尿管冲洗端口2遍(图8-3-3) (2) 再次检查冲洗管有无气泡,二次排气 (3) 核对患者床号、姓名、冲洗液 (4) 将冲洗管与三腔导尿管冲洗端口连接(图8-3-4),打开冲洗管,使冲洗液滴入膀胱 (5) 脱手套,手卫生消毒 (6) 调节滴速,速度为每分钟80～100滴,悬挂警示标识 (7) 观察冲洗液流出的速度、颜色、混浊度及患者的反应,评估冲洗入量和出量,膀胱有无憋胀感 (8) 询问患者对操作的感受,告知注意事项,协助患者取舒适体位,整理床单位和物品

(三)操作后处理	
1. 用物处置	治疗盘、治疗车擦拭后归回原位,一次性用物分类弃于垃圾桶内,治疗碗、弯盘等送供应室集中清洗消毒
2. 护士	洗手,脱口罩,记录
3. 日常护理	观察膀胱冲洗管连接是否紧密,维持冲洗液适宜滴速,保持引流通畅,观察引流液颜色、性状及量

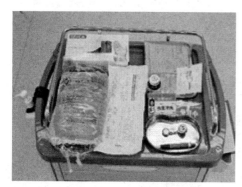

图8-3-1 物品

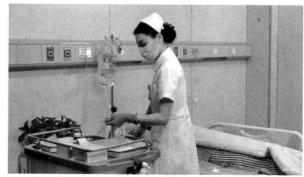

图8-3-2 膀胱冲洗液排气

任务三 良性前列腺增生患者的护理

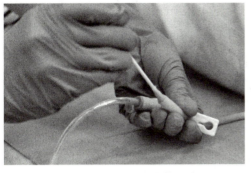 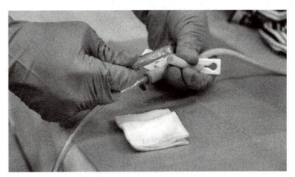

图 8-3-3 消毒三腔导尿管冲洗端口　　　图 8-3-4 冲洗管连接冲洗端口

二、注意事项

(1) 严格执行查对制度和无菌操作原则。

(2) 冲洗速度不宜过快,以防产生强烈的尿意、膀胱收缩、迫使冲洗液溢出尿道外。

(3) 根据患者反应及症状调整冲洗速度和冲洗液用量,必要时停止,并通知医生。

(4) 水温为 35～37℃,膀胱有出血的用冷冲洗液,每日冲洗 2～3 次,每次用药 50～100 ml;膀胱手术后的冲洗液量不超过 50 ml。冲洗时观察患者的反应,有鲜血流出或剧烈疼痛、回流量少于输注量等异常情况应停止冲洗。

(5) 冲洗时,冲洗液瓶内液面距床面约 60 cm,以便产生一定的压力,利于液体流入;冲洗速度根据流出液的颜色进行调节,一般为每分钟 80～100 滴;如果滴入药液,须在膀胱内保留 15～30 分钟后再引流出体外,或者根据需要延长保留时间。

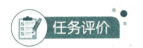

任务评价详见表 8-3-2。

表 8-3-2　任务评价

任务	评价内容	评价标准	分值
分析主要护理问题及护理措施	护理问题 (10 分)	1. 排尿形态异常　与膀胱出口梗阻、逼尿肌损害、留置导尿管等有关	3 分
		2. 急性疼痛　与手术、导尿管刺激引起膀胱痉挛有关	2 分
		3. 恐惧/焦虑　与担心手术及预后有关	2 分
		4. 睡眠形态紊乱　与夜尿次数增多有关	1 分
		5. 潜在并发症:出血、感染、TUR 综合征、尿道狭窄、尿失禁、逆行射精	2 分
	护理措施 (25 分)	1. 术前护理　(1) 心理护理	2 分
		(2) 休息与活动指导	1 分
		(3) 急性尿潴留的预防与护理	2 分
		(4) 完善术前准备	1 分

(续表)

任务	评价内容	评价标准	分值
	2. 术后护理	（1）一般护理	1分
		（2）注重病情观察	2分
		（3）体位护理	1分
		（4）膀胱冲洗护理	2分
		（5）膀胱痉挛疼痛护理	2分
		（6）导尿管护理	2分
		（7）饮食护理	1分
		（8）并发症的观察与护理	2分
	3. 健康教育	（1）活动与休息指导	1分
		（2）饮食指导	1分
		（3）康复指导	1分
		（4）自我观察	1分
		（5）性生活指导	1分
		（6）定期复查指导	1分
冲洗膀胱操作	操作前准备（10分）	1. 仪表端庄、着装规范，有效沟通	2分
		2. 正确识别患者的身份，解释操作目的	2分
		3. 评估患者意识、病情、合作能力、相关知识知晓等；评估尿液性质、导尿管通畅、出血情况	2分
		4. 操作前准备：护士洗手、戴口罩；环境清洁、明亮；患者体位适宜，保护措施妥当；物品准备齐全	4分
	操作步骤（45分）	1. 再次核对，告知患者配合要点，保护患者隐私	2分
		2. 患者体位舒适	2分
		3. 严格无菌操作	5分
		4. 膀胱冲洗液面高度距离床面适宜	3分
		5. 正确调节冲洗速度	5分
		6. 询问患者的感受	3分
		7. 观察冲洗液流出的速度、色泽及混浊度	5分
		8. 评估冲洗入量及出量	5分
		9. 正确悬挂膀胱冲洗专用警示标识	3分
		10. 交代注意事项	5分
		11. 严格执行查对制度	5分
		12. 整理床单位	2分

(续表)

任务	评价内容	评价标准	分值
操作后处置 (5分)	1. 洗手、脱口罩、记录	3分
	2. 用物处置规范	1分
	3. 日常护理	1分
整体规范性 (5分)	程序正确、动作规范,10分钟内完成	5分
	评价总分	100分

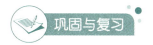

单选题

1. 良性前列腺增生的特征表现是(　　)。
 A．尿频,进行性排尿困难和尿潴留　　B．尿频、尿急、尿痛
 C．腹胀明显　　　　　　　　　　　D．血尿伴有疼痛
 E．尿失禁

2. 诊断前列腺增生简单而重要的检查方法是(　　)。
 A．CT检查　　　　　　　　　　　B．直肠指检
 C．B超检查　　　　　　　　　　　D．血清前列腺特异性抗原(PSA)测定
 E．尿流率学检查

3. 经尿道前列腺电切术术后常见的并发症是(　　)。
 A．出血　　　　　　　　　　　　　B．感染
 C．TUR综合征　　　　　　　　　　D．尿道狭窄
 E．以上都是

(方金菊)

项目九 骨科疾病患者的护理

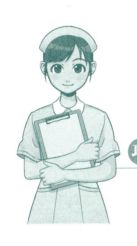

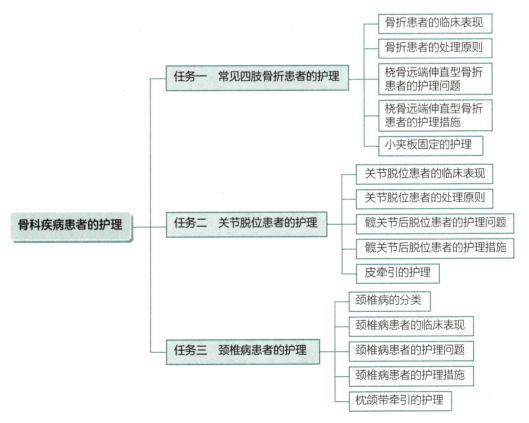

任务一　常见四肢骨折患者的护理

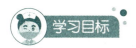

1. 知识目标　能正确说出常见四肢骨折患者的护理措施及小夹板固定的目的、操作要点及注意事项。
2. 能力目标　能及时发现四肢骨折患者存在的主要护理问题,能独立完成小夹板固定操作。
3. 素质目标　在护理过程中具有爱伤护伤观念,注重人文关怀,具有良好的护患沟通能力。

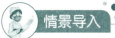

患者李女士,56岁,因摔伤至右腕部疼痛、肿胀1小时而急诊入院。患者1小时前不慎跌倒时右手掌撑地,随后出现右腕部局部疼痛、肿胀、畸形、皮下瘀斑。体格检查:神志清晰,急性病容,神情紧张,T 36.8℃,P 88次/分,R 20次/分,BP 125/77 mmHg,右腕部压痛明显,正面有"枪刺样"畸形,腕关节活动受限,皮肤完整。

任务描述

1. 分析该患者目前存在的主要护理诊断/问题,并制定相应的护理措施。
2. 目前患者生命体征平稳,护士为患者行小夹板固定操作。

任务分析

骨折是指骨的完整性和连续性中断。根据骨折的程度和形态分为不完全骨折、完全骨折;根据骨折处皮肤、筋膜或骨膜的完整性分为开放性骨折、闭合性骨折;根据骨折端的稳定程度分为稳定性骨折、不稳定性骨折。如何评估和判断患者存在的主要护理诊断/问题?采取哪些有效的护理措施?让我们通过学习,正确掌握常见四肢骨折患者的护理知识和技能,运用护理程序对常见四肢骨折患者实施整体护理。

临床中可因创伤或骨骼疾病等导致骨折,创伤性骨折比较常见,暴力直接作用在局部骨骼可发生直接骨折；通过传导、杠杆、旋转和肌肉收缩等方式使受力点以外的骨骼部位可发生间接骨折；长期、反复、轻微直接或间接外力可使机体某一部位发生疲劳骨折。案例中的李女士因不慎摔倒时右手掌撑地导致右腕部疼痛、肿胀、畸形，结合骨折病因的相关知识，可明确李女士属于间接骨折。

临床中大部分的骨折一般表现为疼痛及压痛、肿胀及瘀斑、功能障碍等局部症状，如发生严重骨折、多发性骨折可导致休克、发热等全身反应。骨折具有畸形、反常活动、骨擦音或骨擦感三大特殊体征，具有以上特殊体征其中一项者，即可诊断已发生骨折，但三者都不出现者也不能排除骨折。案例中李女士的主诉及症状描述均符合骨折的表现。

X线检查对骨折的诊断和治疗具有重要价值，是最常用的检查方法，通过X线检查可以了解骨折的部位、类型及移位等。

骨折的治疗有三大原则，即复位、固定、功能锻炼。三大原则中，复位是重建骨的支架作用，是骨折固定、功能锻炼的基础；固定是将骨折断端维持在复位后的位置直至骨折愈合，是骨折愈合的关键；功能锻炼是尽早恢复患肢功能及并发症的重要保证。因此，为了避免因骨折引起的并发症，无论采取非手术治疗或手术治疗，都遵循以上三大原则。

"情景导入"中的李女士目前存在急性疼痛、焦虑、有外周神经血管功能障碍的危险等护理问题，应及时实施缓解疼痛、固定等护理措施。

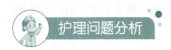

"情景导入"中的李女士急性病容、右腕部压痛明显，有"枪刺样"畸形，骨折端明显移位，因此，评估李女士存在以下主要护理诊断/问题，其中"急性疼痛"为首优护理问题。

1. **急性疼痛**　与骨折部位软组织损伤、水肿有关。
2. **焦虑**　与患者缺乏骨折相关知识、担心预后有关。
3. **有外周神经血管功能障碍的危险**　与骨及软组织损伤有关。
4. **潜在并发症**：关节僵硬、失用综合征等。

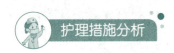

根据目前李女士的病情，护士应给予及时有效的护理措施，采取止痛、行小夹板固定、局部制动、指导患者进行前臂肌肉的舒缩运动、腕关节的活动等功能锻炼，观察小夹板固定的松紧度、患肢的血液循环、感觉运动功能。密切观察患者的病情变化，预防并及时处理并发症，尤其是警惕发生血管、神经损伤；必要时做好术前准备工作。

1. **疼痛的护理**　局部制动并抬高患肢，有利于促进血液循环，减轻肿胀及疼痛；伤后早期禁热敷；必要时遵医嘱使用止痛剂。
2. **小夹板固定**　将有一定弹性的木板或塑料板制成长宽合适的小夹板，在适当部位加固定垫，并在小夹板的外侧加以绑扎，以达到防止骨折断端移位发生继发损伤的目的，是固定骨折端的重要方法之一。行小夹板固定术后，注意观察松紧度、患肢的血液循环、感觉运动功能等。
3. **妥善放置**　平卧时，可用枕头将患肢抬高，位置高于心脏水平，以促进血液回流，减轻肿胀及疼痛；取坐位或站位时，可用吊带或三角巾将患肢取功能位后悬吊于胸前。

4. **用药护理** 遵医嘱应用活血化瘀、促进骨折愈合的药物。

5. **心理护理** 鼓励患者表达自己的想法，耐心解答问题，解释行小夹板固定的目的，并介绍骨折的相关知识，以缓解患者紧张焦虑的情绪。

6. **饮食护理** 指导患者多进食高热量、高蛋白、高维生素、高钙的食物。

7. **病情观察** 注意小夹板固定的松紧度，固定带以能上下移动1 cm或能伸入一指为宜；根据患肢肿胀的加重或减轻，及时调整松紧度，防止固定过紧或过松；观察患肢末梢血运、活动功能及感觉，观察桡动脉搏动情况、皮肤颜色、患侧手指的活动情况、手指感觉是否迟钝或无感觉等，警惕发生血管、神经损伤。

8. **功能锻炼** 目前患者处在骨折早期，应在病情允许的情况下，指导其尽早进行手指伸屈、握拳及前臂肌肉的等长收缩运动。

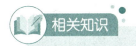

功能锻炼

骨折后的功能锻炼是指通过让患肢的肌肉收缩，增加骨折周围组织的血液循环，促进骨折愈合，防止肌肉萎缩，指导患者主动或被动活动锻炼未被固定的关节，避免发生关节僵硬，使受伤肢体的功能尽快恢复到骨折前的正常状态，是尽早恢复功能、防止发生并发症的重要保证。功能锻炼分以下3个时期。

（1）初期：骨折1～2周之内。活动范围是在外固定之外的肢体末端关节，骨折部上下关节暂不活动，身体其他各关节、肢体均应进行功能锻炼。

（2）中期：骨折2周后。此时局部疼痛逐渐减轻，骨折端渐趋稳定，可以开始活动骨折上、下关节。

（3）后期：此期骨折已达愈合标准，可去除外固定，在抗阻力下进行全面锻炼，目的是增强肌力、克服挛缩与恢复关节活动度。

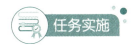

一、小夹板固定操作

小夹板固定操作流程见表9-1-1。

表9-1-1 小夹板固定操作流程

（一）操作前的准备工作	
1. 素质要求	鞋帽、服装整洁，举止端庄，态度亲切
2. 核对	患者姓名、床号、住院号
3. 评估	（1）患者年龄、意识、合作能力 （2）患者伤情及患肢的皮肤情况

（续表）

4. 操作前准备	(3) 了解患者的需求 (4) 患者和家属对小夹板固定知识的知晓度 (1) 护士：洗手、戴口罩 (2) 环境：室内清洁、明亮，调节室温，保护隐私 (3) 患者：坐位或平卧位，肩外展，保护措施妥当 (4) 物品(图9-1-1)：治疗车、治疗盘、小夹板(长短合适、内置衬垫)、纱布、绷带、扎带、三角巾、别针、剪刀、手消毒液、生活垃圾桶、医用垃圾桶等

（二）操作步骤

1. 小夹板固定	(1) 携用物至患者床旁，核对患者姓名、床号、住院号。说明操作目的，取得患者配合，必要时围帘遮挡 (2) 协助患者取坐位或平卧位，肩外展，清洁患肢皮肤 (3) 协助者托起患侧手掌及前臂，防止骨折端移位。若已行骨折端复位者，可将药膏涂抹于纱布上，再把涂有药膏的纱布覆盖于骨折处，并用绷带缠绕固定好 (4) 将小夹板分别放于掌侧、背侧、尺侧、桡侧，固定好，用扎带绑扎小夹板中段、远端、近端(图9-1-2) (5) 检查松紧度，以扎带能上下移动1cm或能放入一手指为宜，避免过紧或过松(图9-1-3)
2. 使用三角巾悬吊	(1) 三角巾顶角对着患肢肘关节，患肢取功能位(屈曲90°，前臂在旋前与旋后的中立位，上臂与前臂成直角)，放置于三角巾中部，将三角巾两底角在颈侧打结，顶角向肘前方反折后用别针固定，将前臂悬吊于胸前(图9-1-4) (2) 观察患肢血液循环、感觉、运动功能 (3) 向患者及家属交代注意事项，整理床单位。清理用物

（三）操作后处理

1. 用物处置	治疗盘、治疗车擦拭后归回原位，一次性用物分类弃于垃圾桶内
2. 护士	洗手，脱口罩，记录
3. 日常护理	观察患肢肢端血运、感觉、活动功能；指导患者尽早进行功能锻炼，活动范围应从小到大，时间从短到长，强度从弱到强；鼓励患者保持良好的心态，以利于骨折愈合

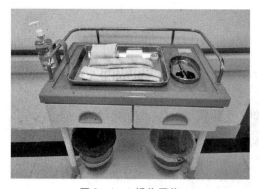

图9-1-1 操作用物

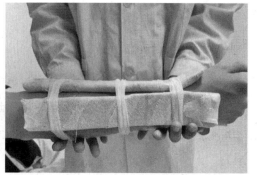

图9-1-2 小夹板固定A

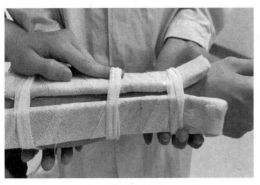　　　　　　　　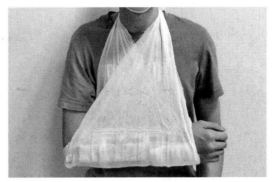

图9-1-3　小夹板固定B　　　　　　图9-1-4　三角巾悬吊

二、注意事项

（1）选择长短合适的小夹板。

（2）根据患肢肿胀情况及时调整夹板松紧度。

（3）固定小夹板的绑扎带以能上下移动1 cm或能放入一指为宜。

（4）小夹板固定后应抬高患肢，有利于静脉回流，减轻肿胀、疼痛。

（5）注意观察患肢肢端血运、皮肤颜色、温度、感觉、活动功能，如出现患肢麻木、肿胀、疼痛、活动障碍、脉搏减弱或消失等应及时通知医生。

（6）定期行X线检查，以便了解骨折愈合情况。

（7）根据病情，指导患者尽早进行功能锻炼。

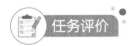

任务评价详见表9-1-2。

表9-1-2　任务评价

任务	评价内容	评价标准	分值
分析主要护理问题及护理措施	护理问题（10分）	1. 急性疼痛　与骨折部位软组织损伤、水肿有关	4分
		2. 焦虑　与患者缺乏疾病相关知识、担心预后有关	2分
		3. 有外周神经血管功能障碍的危险　与骨与软组织损伤有关	2分
		4. 潜在并发症：关节僵硬、失用综合征等	2分
	护理措施（20分）	1. 疼痛护理	3分
		2. 心理护理	2分
		3. 小夹板固定	3分
		4. 妥善放置固定后的肢体	2分
		5. 用药护理	2分
		6. 饮食护理	2分

（续表）

任务	评价内容	评价标准	分值
		7. 病情观察	2分
		8. 饮食护理	2分
		9. 遵医嘱做好术前准备	2分
小夹板固定操作	操作前准备（10分）	1. 素质要求：鞋帽、服饰整洁，举止端庄，态度亲切	2分
		2. 核对：患者姓名、床号、住院号、受伤部位	2分
		3. 评估：患者年龄、意识、合作能力、伤情、需求、相关知识知晓度等	2分
		4. 操作前准备：护士洗手、戴口罩；环境清洁、明亮、温湿度适宜、保护隐私；患者体位适宜；物品准备齐全	4分
	操作步骤（50分）	1. 再次核对，解释，取得配合	2分
		2. 协助患者取坐位或平卧位，肩外展，清洁患肢皮肤	7分
		3. 协助者托起患侧手掌及前臂	3分
		4. 正确放置小夹板	7分
		5. 使用扎带按顺序绑扎小夹板	7分
		6. 检查扎带松紧度	7分
		7. 患肢取功能位，使用三角巾将前臂悬吊于胸前	7分
		8. 观察患肢血液循环、感觉、运动功能	5分
		9. 交代注意事项	3分
		10. 整理床单位	2分
	操作后处置（5分）	1. 洗手、脱口罩、记录	3分
		2. 用物处置规范	1分
		3. 日常护理	1分
	整体规范性（5分）	动作规范，12分钟内完成	5分
		评价总分	100分

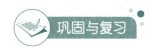

单选题

1. 为明确骨折，应首选（　　）。
   A．B超检查　　　　　　　　　B．X线检查
   C．CT检查　　　　　　　　　D．MRI检查
   E．ECG检查

2. 下列属于不稳定性骨折的是( )。
   A. 裂缝骨折　　　　　　　　B. 横形骨折
   C. 青枝骨折　　　　　　　　D. 螺旋骨折
   E. 嵌插骨折

3. 小夹板固定适用于( )。
   A. 颅骨骨折　　　　　　　　B. 骨盆骨折
   C. 四肢骨折　　　　　　　　D. 脊柱骨折
   E. 肩胛骨骨折

4. 小夹板固定后扎带松紧度可以上下移动( )。
   A. 1 cm　　　　　　　　　　B. 2 cm
   C. 3 cm　　　　　　　　　　D. 4 cm
   E. 5 cm

5. 若患者患肢出现肿胀、麻木、皮肤苍白、剧烈疼痛等,应警惕可能发生了( )。
   A. 感染　　　　　　　　　　B. 神经损伤
   C. 末梢血液循环障碍　　　　D. 骨筋膜室综合征
   E. 关节僵硬

(蒲　莹,黄子民)

任务二　关节脱位患者的护理

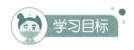

1. **知识目标**　能正确说出关节脱位患者的护理措施及皮牵引的目的、操作要点及注意事项。
2. **能力目标**　正确判断关节脱位患者的护理问题，完成皮牵引操作。
3. **素质目标**　在护理过程中注重人文关怀，具有高度责任感及良好的护患沟通能力。

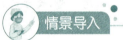

患者陈先生，25岁，因左髋部疼痛、畸形，无法行走1小时入院。患者1小时前在驾车时发生交通事故，随即出现左髋部疼痛、畸形、无法行走。体格检查：神志清晰，急症面容，T 36.3℃，P 92次/分，R 20次/分，BP 126/78 mmHg，左髋部压痛明显，左下肢缩短，髋关节屈曲、内收、内旋畸形。住院拟非手术治疗。

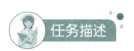

1. 分析该患者目前存在的主要护理诊断/问题，并制定相应的护理措施。
2. 目前患者生命体征尚平稳，护士完成皮牵引操作。

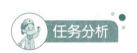

关节脱位俗称脱臼，是指关节与关节面失去正常的对合关系。根据发生脱位的原因分类为创伤性脱位、先天性脱位、病理性脱位、习惯性脱位；根据脱位后的时间分为新鲜性脱位和陈旧性脱位；根据脱位后关节腔是否与外界相通分为闭合性脱位和开放性脱位；根据远侧骨端的移动方向分为前脱位、后脱位、侧方脱位、中央脱位。如何评估和判断患者存在的主要护理诊断/问题？采取哪些有效的护理措施？让我们通过学习，正确掌握关节脱位患者的护理知识和技能，运用护理程序对关节脱位患者实施整体护理。

很多原因都可以导致关节与关节面失去正常的对合关系。由直接暴力或间接暴力作用于正常关节可引起创伤性脱位；关节先天发育不良可引起先天性脱位；骨端遭破坏、关节结构发生病变可引起病理性脱位;创伤性脱位后如没有及时复位及合理固定的可引起习惯性脱位,其中创伤性脱位最为常见。案例中的陈先生驾车发生交通事故后出现左髋疼痛、畸形等,有外伤史,由此可明确陈先生发生关节脱位的原因。

不同部位的关节脱位的临床表现有其自身的特点,一般表现为关节疼痛、肿胀、局部压痛、关节功能障碍;关节脱位具有畸形、弹性固定、关节窝空虚三大特有体征。髋关节前脱位时表现为患肢明显外旋、外展、屈曲畸形;髋关节后脱位则表现为患肢缩短,呈屈曲、内收、内旋畸形。临床中以髋关节后脱位最为常见。案例中陈先生的主诉及症状描述均符合髋关节后脱位的典型表现。

X线检查对诊断关节脱位有很大价值,可确定脱位的类型、程度、是否合并骨折。

关节脱位的处理有三大原则,即复位、固定、功能锻炼。复位以手法复位为主,宜在3周内进行;固定是将复位后的关节固定于适当位置,修复损伤的关节囊、韧带、肌肉等;功能锻炼应尽早开始,防止关节僵硬及肌肉萎缩。为了避免因骨折引起的并发症,无论采取非手术治疗或手术治疗,都遵循以上三大原则。

"情景导入"中的陈先生目前存在疼痛、躯体活动障碍等护理问题,应及时实施复位、固定、功能锻炼、疼痛护理等措施。

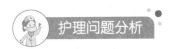

"情景导入"中的陈先生左髋部疼痛,左下肢缩短,髋关节屈曲、内收、内旋畸形,无法行走,因此,评估陈先生存在以下主要护理诊断/问题,其中"急性疼痛"为首优护理问题。

1. 急性疼痛　与关节脱位引起的组织损伤及神经受压有关。
2. 躯体活动障碍　与关节脱位、疼痛、制动有关。
3. 有皮肤完整性受损的危险　与外固定摩擦局部皮肤、卧床有关。
4. 潜在并发症:血管、神经损伤。

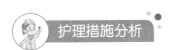

根据目前陈先生的病情,护士应采取及时有效的护理措施,为患者进行皮牵引,指导患者行股四头肌等长收缩运动、踝泵运动,必要时遵医嘱应用止痛药物等措施以缓解患者关节部位的疼痛,定时观察患者患肢远端感觉、运动、皮肤温度、动脉搏动情况,预防并及时处理并发症,尤其是警惕发生神经、血管受压等。

1. 疼痛的护理　尽早复位可以减轻疼痛;伤后早期局部冷敷可消肿止痛,后期热敷可减轻肌肉痉挛引起的疼痛;移动或护理患者时动作应轻柔,以免加重疼痛;必要时遵医嘱使用止痛剂。
2. 皮牵引　手法复位后,用皮牵引固定患肢于外展中立位,并持续牵引。皮牵引是利用体重形成和对抗牵引力方向相反的对抗牵引,有利于关节囊恢复,防止再脱位。
3. 体位　患者牵引时取头低足高位,以对抗牵引的重力;保持患肢处于外展中立位。
4. 维持有效牵引　保持牵引锤悬空,注意检查牵引装置及效果,皮牵引的松紧度、有无滑脱等,避免无效牵引。

5. **保持皮肤完整性** 保持有效牵引,防止皮套下滑后压迫或擦破皮肤引起损伤;因复位后卧床时间较长,可让患者使用气垫床,在有可能发生压疮的部位放置水垫或减压贴等;协助患者定时更换体位,预防压疮的发生。

6. **病情观察** 密切观察患肢肢端血运、感觉活动功能。合并坐骨神经损伤者,则出现皮肤颜色及温度的变化,伴足下垂、足背外侧感觉障碍等。若护士发现以上表现,应及时通知医生。

7. **功能锻炼** 皮牵引期间,指导患者尽早活动关节周围肌肉及邻近关节主动及被动活动,防止发生关节僵硬、肌肉萎缩等并发症。

8. **生活护理** 患者因持续牵引制动造成活动不便,护士应协助患者床上洗头、擦浴、使用便器等,满足患者正常生理需要。

9. **心理护理** 告知患者皮牵引的重要性和必要性;鼓励患者表达自己的想法,向患者讲解关节脱位的治疗及康复知识,增强患者自信心,积极配合治疗;向患者及家属介绍功能锻炼的重要性及必要性,科学指导患者进行功能锻炼,防止锻炼不当引起习惯性关节脱位等。

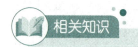

习惯性关节脱位

习惯性关节脱位指的是一次脱位固定之后,出现反复关节脱位。习惯性关节脱位多数由以下原因造成。

(1) 固定时间太短、功能锻炼太早,形成韧带和关节囊松弛愈合。
(2) 对关节起固定作用的软组织病理改变未给予及时恰当的处理。
(3) 关节盂缘的破损使关节盂变浅。
(4) 关节囊的裂口未愈合或发生解剖学的变异,从而对关节起固定作用的组织结构被破坏。

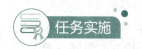

一、皮牵引操作

皮牵引操作流程见表9-2-1。

表9-2-1 皮牵引操作流程

(一)操作前的准备工作	
1. 素质要求	鞋帽、服装整洁,举止端庄,态度亲切
2. 核对	患者姓名、床号、住院号
3. 评估	(1) 患者年龄、意识、合作能力 (2) 患者肢体活动度、患肢皮肤情况、肌肉力量

(续表)

4. 操作前准备	(3) 了解患者的需求 (4) 患者和家属对皮牵引知识的知晓度 (1) 护士：洗手、戴口罩 (2) 环境：室内清洁、明亮，调节室温，保护隐私 (3) 患者：取头低足高位，保护措施妥当 (4) 物品：治疗车、治疗盘、牵引套、牵引架、牵引绳、重锤、棉垫、枕头、手消毒液、生活垃圾桶、医用垃圾桶等，按取用顺序摆放，一次性用物注意检查有效期

（二）操作步骤

1. 使用皮牵引套包裹患肢	(1) 携用物至患者床旁，核对患者姓名、床号、住院号。说明操作目的，取得患者配合，必要时围帘遮挡 (2) 将患肢处于外展中立位(图9-2-1) (3) 牵拉患肢并将其抬起，动作轻柔，将皮牵引套平铺在患肢下方(图9-2-2) (4) 根据患肢调整皮牵引套的长度(图9-2-3)，将调整好的皮牵引套包裹患肢，松紧度适宜，露出膝关节、踝关节 (5) 用棉垫保护骨突部位的皮肤，防止受压引起皮肤损伤。或用大毛巾包裹患肢，再用皮牵引套包裹于外层，可以增加患者的舒适度，亦可增大摩擦力，防止皮套下滑
2. 保持有效牵引	(1) 检查牵引架性能，将牵引架安装至床尾合适位置 (2) 连接牵引绳、滑轮、重锤，保持重锤处于悬空状态，保持有效牵引(图9-2-4) (3) 将枕头垫于患肢下，保持外展中立位，检查患肢与滑轮是否在同一直线上，检查反牵引力作用情况 (4) 观察患肢血液循环、感觉、运动功能 (5) 向患者及家属交代注意事项，整理床单位，清理用物

（三）操作后处理

1. 用物处置	治疗盘、治疗车擦拭后归回原位，一次性用物分类弃于垃圾桶内
2. 护士	洗手，脱口罩，记录
3. 日常护理	保持患肢持续有效牵引，保护受压部位皮肤，观察肢端血运、皮肤颜色、温度、感觉、活动功能；尽早指导患者进行功能锻炼；鼓励患者保持良好的心态以利于身体恢复；若患者感觉患肢剧烈疼痛、麻木等不适，及时通知医生

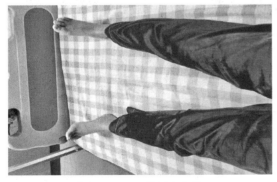

图9-2-1 外展中立位

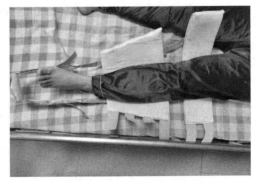

图9-2-2 皮牵引套平铺

彩图

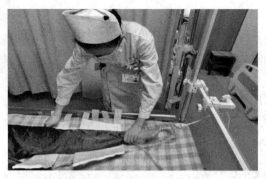

图9-2-3 调整皮牵引套

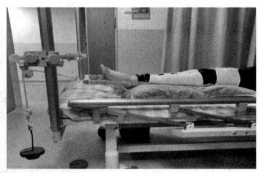

图9-2-4 保持有效牵引

二、注意事项

（1）牵引重量不超过5 kg，时间为2～4周。

（2）牵引期间应注意观察患肢是否有效牵引，保持牵引锤悬空，注意检查牵引装置及效果、皮牵引的松紧度、有无滑脱等。

（3）告知患者及家属不可擅自增加牵引的重量。

（4）定时协助患者翻身，注意观察受压部位的皮肤情况，若有早期压疮表现，应及时处理。

（5）指导患者有效地进行功能锻炼。

任务评价

任务评价详见表9-2-2。

表9-2-2 任务评价

任务	评价内容	评 价 标 准	分值
分析主要护理问题及护理措施	护理问题（10分）	1. **急性疼痛** 与关节脱位引起的组织损伤及神经受压有关	4分
		2. **躯体活动障碍** 与关节脱位、疼痛、制动有关	2分
		3. **有皮肤完整性受损的危险** 与外固定摩擦局部皮肤、卧床有关	2分
		4. **潜在并发症：血管、神经损伤**	2分
	护理措施（20分）	1. 疼痛的护理	3分
		2. 皮牵引	3分
		3. 体位	2分
		4. 维持有效牵引	2分
		5. 保持皮肤完整性	2分
		6. 病情观察	2分
		7. 功能锻炼	2分
		8. 生活护理	2分
		9. 心理护理	2分

(续表)

任务	评价内容	评 价 标 准	分值
皮牵引操作	操作前准备（10分）	1. 素质要求：服饰整洁，举止端庄，态度亲切	2分
		2. 核对：姓名、床号、住院号	2分
		3. 评估：患者年龄、意识、合作能力、肢体活动、皮肤情况、肌肉力量、患者的需求、相关知识知晓度等	2分
		4. 操作前准备：护士洗手、戴口罩；环境清洁、明亮，调节室温；患者体位适宜，保护措施妥当；物品准备齐全	4分
	操作步骤（50分）	1. 再次核对，解释，取得配合	2分
		2. 将患肢处于外展中立位	5分
		3. 牵拉患肢并将其抬起，动作轻柔，将皮牵引套平铺在患肢下方	5分
		4. 根据患肢调整皮牵引套的长度，并将其包裹患肢，松紧度适宜	5分
		5. 保护骨突部位的皮肤	6分
		6. 检查牵引架性能，将牵引架安装至床尾合适位置	5分
		7. 连接牵引绳、滑轮、重锤，保持重锤处于悬空状态	5分
		8. 检查牵引是否有效	6分
		9. 观察患肢血液循环、感觉、运动功能	6分
		10. 交代注意事项	3分
		11. 整理床单位	2分
	操作后处置（5分）	1. 洗手、脱口罩、记录	3分
		2. 用物处置规范	1分
		3. 日常护理	1分
	整体规范性（5分）	动作规范，12分钟内完成	5分
		评价总分	100分

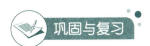

巩固与复习

单选题

1. 下列属于关节脱位特有体征的是（ ）。
   A. 疼痛、肿胀、活动受限
   B. 畸形、疼痛、反常活动
   C. 畸形、弹性固定、关节窝空虚
   D. 畸形、关节僵硬、弹性固定
   E. 畸形、反常活动、关节窝空虚

2. 关节脱位复位后存在不稳定因素,发生反复再脱位的是(　　)。
   A．创伤性脱位　　　　　　　　B．习惯性脱位
   C．陈旧性脱位　　　　　　　　D．先天性脱位
   E．病理性脱位

3. 最常见的关节脱位是(　　)。
   A．肩关节　　　　　　　　　　B．腕关节
   C．肘关节　　　　　　　　　　D．膝关节
   E．髋关节

4. 关节脱位后进行复位的时间为(　　)。
   A．伤后1周　　　　　　　　　B．伤后2周
   C．伤后3周　　　　　　　　　D．伤后4周
   E．伤后5周

5. 治疗关节脱位最常用的方法是(　　)。
   A．切开复位与内固定　　　　　B．手法复位与外固定
   C．切开复位与外固定　　　　　D．手法复位与内固定
   E．持续牵引

(蒲　莹)

任务三　颈椎病患者的护理

学习目标

1. **知识目标**　能正确说出颈椎病患者的护理措施及枕颌带牵引的目的、操作要点及注意事项。
2. **能力目标**　能独立完成枕颌带牵引的护理。
3. **素质目标**　在护理过程中注重人文关怀，具有高度责任感及良好的护患沟通能力。

情景导入

患者卢先生，48岁，从事文秘工作，因头颈部活动障碍、颈肩背部酸痛、上肢上举困难伴前臂疼痛2个月，加重7天入院。精神、食欲尚可，二便正常，体重无明显变化。体格检查：T 36.5℃，P 82次/分，R 20次/分，BP 120/80 mmHg，神志清晰，皮肤巩膜无黄染，心肺功能无异常。C3～7颈椎棘突连线僵硬感，椎旁肌肉及双侧斜方肌紧张疼痛，按压后缓解，臂丛牵拉试验阳性。住院拟非手术治疗。

任务描述

1. 分析该患者目前存在的主要护理诊断/问题，并制定相应的护理措施。
2. 目前患者生命体征尚平稳，护士遵医嘱完成枕颌带牵引操作。

任务分析

颈椎病又称颈椎综合征，是颈椎骨关节炎、增生性颈椎炎、颈神经根综合征、颈椎椎间盘突出的总称，是一种以退行性病理改变为基础的疾患，可分为颈型颈椎病、神经根型颈椎病、脊髓型颈椎病、椎动脉型颈椎病、交感神经型颈椎病和食管压迫型颈椎病。如何评估和判断患者存在的主要护理诊断/问题？采取哪些有效的护理措施？让我们通过学习，正确掌握颈椎病患者的护理知识和技能，运用护理程序对颈椎病患者实施整体护理。

由于很多原因均可导致颈椎病的发生，尤其是慢性劳损对颈椎病的发生、发展和治疗有着直接的关系，此种劳损的产生与起因主要来自以下3种情况：一是不良的睡眠体位，二是不当的工作姿势,三是不适当的体育锻炼。通过进一步健康史收集获悉,案例中的卢先生长期伏案工作,头颈活动障碍、颈肩背部酸痛、上肢上举困难伴前臂疼痛2个月,结合颈椎病的临床表现,可以明确卢先生发生颈椎病的原因。

不同类型的颈椎病临床表现有其自身的特点,但颈背部疼痛、上肢无力、手指发麻、头晕、恶心、呕吐等为共同表现。神经根型颈椎病是由于单侧或双侧脊神经根受刺激或受压所致,其表现为与脊神经分布区相一致的感觉、运动、反射障碍,患者年龄多在40~60岁,男性多于女性,其典型的神经根性疼痛症状表现为颈、肩、臂部疼痛,具体表现为颈椎旁疼痛、头颈部不能活动、颈背肌肉痉挛疼痛,深呼吸、打喷嚏、咳嗽时疼痛加剧。案例中卢先生的主诉及症状描述均符合神经根型颈椎病,目前尚未出现脊髓压迫症状。

X线检查可发现颈椎生理前凸减小或消失,以及受累椎间隙变窄和骨赘增生,而磁共振(MRI)对诊断颈椎病具有重大价值,可清楚显示椎间盘突出和脊髓受压程度。

处理原则是颈椎椎间盘突出早期及仅表现为神经根性症状者以非手术治疗为主,对于神经症状反复发作,经非手术治疗无效,上肢症状重于颈部症状,以及出现明显脊髓压迫症状且进行性加重的患者予以手术治疗。采取非手术治疗应实施基础治疗措施,包括枕颌带牵引、佩戴颈围、推拿按摩、理疗及药物治疗等。

"情景导入"中的卢先生目前存在疼痛、活动受限、焦虑、潜在并发症等护理问题,应及时实施止痛、枕颌带牵引、颈围固定、心理疏导等护理措施。

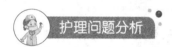

"情景导入"中的卢先生肩背部酸痛明显,颈部活动受限,由于病程时间较长,担心治疗效果,因此评估卢先生存在以下主要护理诊断/问题,其中"疼痛"为首优护理问题。

1. 疼痛　与炎症、神经血管受压或刺激有关。
2. 焦虑　与担心预后有关。
3. 知识缺乏　缺乏功能锻炼与疾病预防的有关知识。
4. 潜在并发症:皮肤完整性受损、失用综合征等。

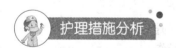

根据目前卢先生的病情,护士应给予及时有效的护理措施,采取枕颌带牵引、颈围固定、频谱照射、心理疏导、遵医嘱应用止痛药物等措施以缓解患者的疼痛。

1. 心理疏导　向患者说明颈椎病引发的原因、牵引的目的和应采取的体位,主动与患者谈心,掌握其思想动态,对不良情绪及时了解并疏导,使之愉快地配合治疗,维持有效的牵引。

2. 枕颌带牵引(图9-3-1)　是缓解颈椎椎间盘突出早期及仅表现为神经根性症状颈椎病患者颈、肩、背部疼痛的重要护理措施。牵引可解除肌肉痉挛,增大椎间隙,减少椎间盘压力,使嵌顿于小关节内的滑膜皱襞复位,减轻对神经、血管的压迫和刺激。牵引期间应密切观察牵引情况,颈椎有无过伸、侧屈,有无呼吸、吞咽困难,耳部或颈部压迫感,以及症状缓解程度。

3. 体位　协助患者采取坐位进行牵引,保持颈部功能位置。
4. 颈围固定　遵医嘱使用颈围,缓解椎间盘压力。
5. 频谱照射　每日使用频谱照射2次,每次20分钟,促进血液循环,缓解疼痛。
6. 遵医嘱使用止痛药物　对于急性期患者可遵医嘱使用止痛药物缓解疼痛。
7. 病情观察　牵引期间应注意观察牵引的姿势、位置及牵引重量是否因患者不经意而改变,尤其要警惕枕颌带是否移位,如下滑压迫气管可引起呼吸梗阻或压迫颈动脉窦可引起反射性心脏骤停。

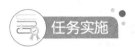

一、枕颌带牵引操作

枕颌带牵引操作见表9-3-1。

表9-3-1　枕颌带牵引操作流程

（一）操作前的准备工作	
1. 素质要求	鞋帽、服装整洁,举止端庄,态度亲切
2. 核对	患者姓名、床号、住院号
3. 评估	(1) 患者配合能力及意识状况 (2) 患者年龄、耐受力 (3) 患者下颌部皮肤情况,枕颌吊带的尺寸 (4) 患者和家属对枕颌带牵引的知晓度
4. 操作前准备	(1) 护士:洗手、戴口罩 (2) 环境:室内清洁、明亮,保护隐私 (3) 患者:坐位或平卧位,保护措施妥当 (4) 物品:颈枕颌带牵引机1台(图9-3-2)、棉垫2块、笔、表、手消毒液、生活污物桶、医用垃圾桶等,按取用顺序摆放,注意检查包装及有效期
（二）操作步骤	
1. 枕颌带牵引	(1) 携用物至患者床旁,核对患者姓名、床号、住院号。说明操作目的,取得患者配合 (2) 协助患者在牵引机上坐稳,腰背部靠近牵引架 (3) 为患者戴上枕颌带,将棉垫置于下颌及后枕部,调整好牵引带松紧度和位置(图9-3-3) (4) 嘱患者低头,保持头部中立位,摇动牵引机上的手柄缓慢增加牵引重量(图9-3-4),牵引重量一般为3～5 kg,以患者可以承受为宜 (5) 检查牵引装置是否完好稳固、安全、有效 (6) 牵引时间为15～30分钟,牵引过程中加强巡视,注意观察患者的神态、表情,随时询问患者感受;如有头晕、胸闷、疼痛、恶心欲吐,立即停止牵引,扶患者卧床休息 (7) 牵引结束时,一手缓慢摇动手柄减轻牵引重量,另一手扶住患者下颌或枕部,缓慢下降牵引机直到牵引完全解除 (8) 为患者解下枕颌带,再次询问患者感受,检查皮肤,清理用物

（续表）

	（三）操作后处理
1. 用物处置	按消毒技术规范要求分类整理使用过的用物
2. 护士	洗手，脱口罩，记录
3. 日常护理	观察引装置是否完好稳固、安全、有效，观察牵引情况，颈椎有无过伸、侧屈，有无呼吸、吞咽困难，耳部或颈下压迫感。评估患者的症状改善程度

彩图

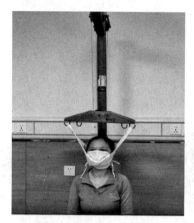

图9-3-1 颈枕颌带牵引

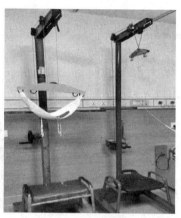

图9-3-2 颈枕颌带牵引机

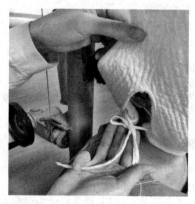

图9-3-3 调整牵引带松紧度和位置

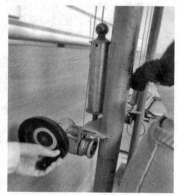

图9-3-4 调整牵引重量

二、注意事项

（1）在牵引过程中，若患者出现不良反应，如头晕、恶心、心悸、疼痛加重、肢体麻木等应检查牵引力线、角度、枕垫、牵引带松紧，如果不能缓解则去除牵引、报告医生。

（2）妥善固定牵引装置，牵引绳绝对不能脱离滑轮的滑槽，牵引重量不能触地或中途受阻，不能随意增减牵引重量。

（3）枕颌带牵引时应头部制动，防止枕颌带突然松脱，压迫气管引发窒息。

（4）枕颌带与皮肤之间垫棉垫，注意观察枕颌部皮肤情况。

（5）严密观察牵引情况，注意颈椎有无过伸、侧屈，有无呼吸、吞咽困难，耳部或颌下压迫感。

（6）牵引结束时，避免突然放松枕颌带或过快减轻牵引重量，防止患者出现不适，并评估症状缓解程度。

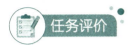

任务评价详见表9-3-2。

表9-3-2　任务评价

任务	评价内容	评　价　标　准	分值
分析主要护理问题及护理措施	护理问题（10分）	**1. 疼痛**　与炎症、神经血管受压或刺激有关	4分
		2. 焦虑　与担心预后有关	2分
		3. 知识缺乏：缺乏功能锻炼　与疾病预防的有关知识有关	2分
		4. 潜在并发症：皮肤完整性受损、失用综合征	2分
	护理措施（20分）	1. 心理疏导	3分
		2. 枕颌带牵引	5分
		3. 去枕仰卧位	2分
		4. 颈围固定	2分
		5. 频谱照射	3分
		6. 遵医嘱应用止痛药	3分
		7. 病情观察，警惕枕颌带移位，引起呼吸梗阻或反射性心脏骤停	2分
枕颌带牵引术操作	操作前准备（10分）	1. 素质要求：服饰整洁，举止端庄，态度亲切	2分
		2. 核对：姓名、床号、住院号	2分
		3. 评估：患者年龄、意识、病情、合作能力、相关知识知晓度等	2分
		4. 操作前准备：护士洗手、戴口罩；环境清洁、明亮，患者体位适宜，保护措施妥当；物品准备齐全	4分
	操作步骤（50分）	1. 再次核对，解释，取得配合	2分
		2. 患者体位合适	5分
		3. 将棉垫置于下颌部和后枕部	5分
		4. 用枕颌带托住下颌和枕部	5分
		5. 嘱患者低头，保持中立位	5分
		6. 摇动牵引机上的手柄缓慢增加牵引重量	5分
		7. 牵引结束时缓慢摇动手柄减轻牵引重量，扶住患者下颌或枕部，缓慢下降牵引机直到牵引结束	5分
		8. 解下枕颌带	5分

(续表)

任务	评价内容	评价标准	分值
		9. 观察牵引后反应	6分
		10. 交代注意事项	4分
		11. 整理床单位	3分
	操作后处置（5分）	1. 洗手、脱口罩、记录	3分
		2. 用物处置规范	1分
		3. 日常护理	1分
	整体规范性（5分）	动作规范，10分钟内完成	5分
		评价总分	100分

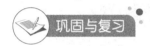

单选题

1. 颈椎病好发的部位是（　　）。
   A．C5～6 椎间盘　　　　　　B．L4～5 椎间盘
   C．C1～2 椎间盘　　　　　　D．C3～4 椎间盘
   E．L5～6 椎间盘

2. 下列哪项不是颈椎病的类型（　　）。
   A．神经根型颈椎病　　　　　B．脊髓型颈椎病
   C．椎动脉型颈椎病　　　　　D．交感神经型颈椎病
   E．脊柱型颈椎病

3. 一般患者实施枕颌带牵引时采取（　　）卧位。
   A．半卧位　　　　　　　　　B．平卧位
   C．坐位　　　　　　　　　　D．侧卧位
   E．以上都是

4. 枕颌带牵引时牵引重量一般是（　　）。
   A．1～2 kg　　　　　　　　B．3～5 kg
   C．6～7 kg　　　　　　　　D．7～8 kg
   E．8～9 kg

5. 颈椎病辅助检查中对颈椎椎间盘突出的诊断具有重要意义的是（　　）。
   A．X 线检查　　　　　　　　B．CT 检查
   C．MRI 检查　　　　　　　　D．B 超
   E．超声心动图

（吴卫群）

参考答案

图书在版编目(CIP)数据

外科护理学实用技术/任洁娜主编. —上海:复旦大学出版社,2021.10
ISBN 978-7-309-15871-7

Ⅰ.①外… Ⅱ.①任… Ⅲ.①外科学-护理学 Ⅳ.①R473.6

中国版本图书馆 CIP 数据核字(2021)第 168373 号

外科护理学实用技术
任洁娜 主编
责任编辑/王 珍

复旦大学出版社有限公司出版发行
上海市国权路 579 号 邮编:200433
网址:fupnet@fudanpress.com http://www.fudanpress.com
门市零售:86-21-65102580 团体订购:86-21-65104505
出版部电话:86-21-65642845
上海四维数字图文有限公司

开本 787×1092 1/16 印张 11.75 字数 286 千
2021 年 10 月第 1 版第 1 次印刷

ISBN 978-7-309-15871-7/R·1902
定价:50.00 元

如有印装质量问题,请向复旦大学出版社有限公司出版部调换。
版权所有 侵权必究

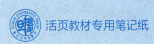

活页教材专用笔记纸